实用趣味方剂手册

主　编　刘学文　都广礼
孙明瑜　武明东

上海浦江教育出版社
（原上海中医药大学出版社）

图书在版编目(CIP)数据

实用趣味方剂手册/刘学文等主编. —上海：上海浦江教育出版社有限公司，2005.1(2025.2 重印)
ISBN 978-7-81010-823-2

Ⅰ.①实… Ⅱ.①刘… Ⅲ.①方剂—手册 Ⅳ.①R289.2-62

中国版本图书馆 CIP 数据核字(2004)第 079842 号

上海浦江教育出版社(原上海中医药大学出版社)出版发行
社址：上海海港大道 1550 号上海海事大学校内 邮政编码：201306
电话：(021)38284912(发行) 38284923(总编室) 38284910(传真)
E-mail：cbs@shmtu.edu.cn URL：http://www.pujiangpress.com
上海商务联西印刷有限公司印装
幅面尺寸：100 mm×138 mm 印张：9.3125 字数：263 千字
2005 年 1 月第 1 版 2025 年 2 月第 17 次印刷
定价：29.00 元

实用趣味方剂手册

主　编　刘学文　都广礼
孙明瑜　武明东
副主编　王　微　汤庆祥
王靖云
编　委　刘学文　都广礼
孙明瑜　武明东
王　微　汤庆祥
王靖云

编 写 说 明

《实用趣味方剂手册》是在原《趣味方剂记忆手册》的基础上，根据七版教材《方剂学》的内容，重新编写而成的。在编写中为照顾自考学员的需要，还增加了自考教材《方剂学》中的内容。且增加了中医临床内科、妇科及儿科中特有的方剂，从而增强了该书的实用性。该书仍以趣味化、简明化、实用性为主。所谓趣味化，是将每首方剂的组成药物，根据广泛联想，使之妙趣横生，能使读者在嬉笑逗闹之间，饭后茶余之时，达到速记、牢记之目的。所谓简明化是将每首方剂的主治症状、病证分析、治法(即功用)、方解等内容以线条示意，并使其环环相扣，学习时容易抓住重点，联想其余。如此可使繁杂难记的方剂理论，变为简明而易记之内容。又因体积小、内容全，还增编了临床各科独有的方剂内容，既便于携带，又可随时翻阅,实为学习及临床运用方剂的必备之书。本书所选内容是以全国统编的《方剂学》《中医内科学》《中医妇科学》《中医儿科学》等教材中所载方剂的内容为主,选入正方 396 首。对每首方剂,均设了歌诀、趣记、对照、证治分析(含主治证及症状、病因病机)、方解(含功用、组成药味及君、臣、佐、使之作用)等项内容。附方 52 首均与主方列表进行比较。对《方剂学》中相似方剂也均以表格形式进行了比较。为了便于学习《方剂学》及临床各科,此书分成两大部分,第一部分为《方剂学》的内容,第二部分为内科补充方剂、妇科补充方剂、儿科补充方剂的内容。

此外尚有几点必须说明:

1. 以药物组成命名的简单方剂,未设趣记及对照等项。

2. 趣记中的“国老”指甘草,“将军”指大黄,其他多采用谐音编写,可参照组成药物。

3. 趣记中非方剂组成的有关字，纯为趣味化而增添的字，在对照中以“—”线条表示。

4. 所增各科方剂除组成外，其功用、主治均根据该方在各科中的主治及治法总结而成，以便于学习各科所用。

5. 本书中所载部分方歌及趣记，多为本书作者所编写，不得转录，违者必纠。

6. 因时间紧迫，加之水平所限，错误之处在所难免，诚请同道指正，以求不断完善。

刘学文

2004 年 10 月

目　　录

上　篇

斑龙丸(《景岳全书》)

歌诀： 斑龙丸中熟地黄，菟丝补骨鹿角霜；
柏仁茯苓鹿胶入，起痿还须益元阳。

趣记： 白兔娇鹿令孰补骨。

对照： 柏菟胶鹿苓熟补骨。

证治方解：

病证	症状	病机	总病机
遗精	遗精早泄，阳痿	肾阳虚衰，封藏失职，鼓动无力	肾阳虚衰，精关不固
	腰膝酸软，下肢发凉，面色皖白	肾阳不足，温养失职	
	小便增多，淋漓不尽	肾阳不足，气化失司	
	舌淡苔白，脉沉细	肾阳不足之象	

治法	君臣佐	药物及功用
温肾益精，宁心安神	君	补骨脂—温命门火，壮元阳
	臣	熟地、鹿角胶、鹿角霜—补肾益精
	佐	菟丝子—补益肝肾
		茯苓—健脾益气
		柏子仁—宁心安神

五　画

六 画

十　画

十一画

十二画

清暑益气汤(《温热经纬》)

歌诀： 王氏清暑益气汤，善治中暑气阴伤；

洋参冬斛荷瓜翠，连竹知母甘粳襄。

趣记： 西湖荷叶翠，草黄知更冬。

对照： 西斛荷叶翠，草黄知粳冬。

证治分析：

暑热气津两伤证：
- 身热心烦尿赤—暑气通于心，暑热内侵
- 多汗—暑蒸于内，腠理开，液外泄
- 口渴—暑热伤津加之多汗
- 体倦少气精神不振—暑热耗气
- 脉虚数—中暑受热，气津两伤之体征

→ 中暑受热　气津两伤

方解：

清暑益气　养阴生津
- 君
  - 西洋参—益气生津，养阴清热
  - 西瓜翠衣—清热解暑，止渴利尿
- 臣
  - 荷梗—助西瓜翠衣清热解暑
  - 石斛、麦冬—助西洋参以养阴清热
- 佐
  - 黄连—苦寒专于泻火，以助清热祛暑之力
  - 知母—苦寒质润，滋阴泻火
  - 竹叶—甘淡，清热除烦
- 使　甘草、粳米—益胃和中，调和诸药

青蒿鳖甲汤(《温病条辨》)

歌诀： 青蒿鳖甲知地丹，热自阴来仔细辨；
夜热早凉无汗出，养阴透热服之安。

趣记： 母鳖好生蛋。

对照： 母鳖蒿生丹。

证治分析：

温病后期 邪伏阴分证：
- 夜热早凉—邪热深伏阴分，未有尽解，夜属阴
- 热退无汗—邪留阴分而不出表
- 形体消瘦—温病后期，阴液已伤，肌体失养
- 舌红少苔脉细数—阴虚邪伏之体征

→ 温病后期 阴虚邪伏

方解：

养阴透热：
- 臣
  - 生地—甘凉，滋阴凉血
  - 知母—滋阴降火

  ↓助
- 君
  - 鳖甲—咸寒直入阴分，滋阴退虚热，入络搜邪(先入)
  - 青蒿—芳香清热透络，引邪外出(后出)

  ↑助
- 佐 丹皮—外透伏阴之邪，内清血分之伏热

秦艽鳖甲散(《卫生宝鉴》)

歌诀：秦艽鳖甲治风劳，地骨柴胡及青蒿；
当归知母乌梅合，止嗽除蒸敛汗超。

趣记：贾母才教铁梅，当有好骨气。

对照：甲母柴艽一梅，当一蒿骨一。

证治分析：

- 风劳病
  - 骨蒸盗汗—阴虚生内热
  - 肌肉消瘦，困倦—阴虚则血少，机体失养
  - 午后潮热，唇红颊赤—外邪传里伤阴，虚热上扰
  - 咳嗽—虚热迫肺
  - 脉象微数—阴虚有热之体征
- →风邪传里伤阴　阴虚内热

方解：

- 滋阴养血　清热除蒸
  - 君
    - 鳖甲、知母—滋阴清热
    - 当归—补血和血
  - 臣　秦艽、柴胡—驱风邪能使邪外解
  - 佐
    - 地骨皮、青蒿—清内热以治骨蒸
    - 乌梅—酸涩则能敛阴止汗

清骨散(《证治准绳》)

歌诀： 清骨散用银柴胡，胡连秦艽鳖甲扶；
地骨青蒿知母草，骨蒸劳热一并除。

趣记： 二胡请教老母甲骨文。

对照： 二胡青艽老母甲骨一。

证治分析：

肝肾阴虚 虚火内扰证
- 骨蒸潮热或低热日久不退——阴虚邪伏，真阴渐耗，虚热内扰
- 困倦盗汗心烦—阴虚火旺，心神被扰，迫液外出
- 口渴—阴虚则阴液不能上承
- 舌红少苔脉细数—阴虚有火之体征

→ 肝肾阴亏 虚火内扰

方解：

清虚热 退骨蒸
- 君 银柴胡—清热凉血，善退虚热而无苦燥之性
- 臣
  - 知母—滋阴泻火而清虚热
  - 胡黄连—入血分而清热
  - 地骨皮—降肺中伏火，去下焦肝肾虚热，三药共清阴分之虚火，善治盗汗骨蒸
- 佐
  - 秦艽—辛散苦泄、青蒿—芳香清虚热——善透伏热
  - 鳖甲—咸寒，既滋阴潜阳，又引药入阴分
- 使 甘草—调和诸药，并防苦寒药物损伤中气

表 1-24　青蒿鳖甲汤、秦艽鳖甲散、清骨散比较

方名	相同	不同		
		组成	功用	主治
青蒿鳖甲汤	①均有青蒿、鳖甲、知母。②均能滋阴退虚热。③均治虚热证	生地、丹皮	滋阴与透热并重	热病后期，邪热伤阴，邪伏阴分证。症见夜热早凉，热退无汗
秦艽鳖甲散		地骨皮、秦艽、柴胡、当归、乌梅	滋阴养血，清热除蒸，兼驱风和解	风邪传里伤阴，阴虚内热证。症见骨蒸盗汗潮热，颊赤肌肉消瘦，困倦，咳嗽
清骨散		地骨皮、秦艽、银柴胡、胡黄连、甘草	清虚热为主，兼以滋阴透热	阴虚有火，真阴渐耗之证。症见骨蒸盗汗潮热，肢蒸心烦，嗌干

当归六黄汤(《兰室秘藏》)

歌诀: 当归六黄二地黄,芩连芪柏共煎尝;
滋阴泻火兼固表,阴虚火旺盗汗良。

趣记: 弟弟骑白龟练琴。

对照: 地地芪柏归连芩。

证治分析:

阴虚火旺 — 盗汗证:
- 发热盗汗—阴虚火扰,阴液为火蒸越,卫气不固
- 面赤心烦—虚火上炎扰心
- 口干唇燥,大便干结—火耗阴津,内燥遂生
- 小便黄赤舌红脉数—阴虚火扰之体征

→ 阴虚火扰 卫气不固

方解:

滋阴泻火固表止汗:
- **君** 当归、生地、熟地—滋阴养血,阴血足则水能制火
- **臣** 黄芩、黄连、黄柏—泻火除烦,清热坚阴,使热清则火不扰,阴坚则汗不外泄
- **佐** 黄芪—益气实卫,固表止汗,与君药合用,使气血充足,腠理密闭,汗不外泄,与臣药合用,扶正泻火,使火不扰,阴能内守

理中丸(《伤寒论》)

歌诀: 理中丸主理中乡,甘草人参术干姜;
呕利腹痛阴寒盛,或加附子总扶阳。

趣记: 老人白干温中寒。

对照: 老人白甘温中寒。

证治分析:

脾胃虚寒证:
- 脘腹疼痛,喜温欲按—脾胃阳虚,寒自内生
- 畏寒肢冷—阳虚失温
- 自利不渴,呕吐及霍乱吐泻—中焦虚寒,健运失司,升降反作
- 腹满不欲饮食—脾失健运,饮食内停
- 舌淡苔白,脉沉细—阳虚有寒之体征

(以上)脾胃虚寒

阳虚失血证

脾胃虚寒所致的胸痹,或病后多唾涎,或小儿慢惊等。

方解:

温中祛寒 补气健脾:
- **君** 干姜—温中焦脾胃祛里寒,扶阳抑阴
- **臣** 人参—大补元气以培后天之本,气旺阳亦复
- **佐** 白术—燥湿健脾,健运中州
- **使** 炙甘草—益气和中,调和诸药

小建中汤(《伤寒论》)

歌诀: 小建中汤芍药多,桂姜甘草大枣和;
更加饴糖补中脏,虚劳腹冷服之瘥。

趣记: 桂芝要用饴糖炒姜枣。

对照: 桂枝药—饴糖草姜枣。

证治分析:

中焦虚寒 肝脾不和证:
- 虚劳里急,腹中时痛,喜温欲按 — 劳伤内损或肝木乘脾 — 中气虚寒
- 或心中悸动—中焦虚寒,生化不足,心气虚
- 虚烦不宁,面色无华 — 营血生化不足,心失所养
- 咽干口燥,手足烦热 — 脾气虚寒,生化不足,阴阳失调;阴血不足,虚阳独行于外

→ 中焦虚寒,气血不足;肝脾失调,阴阳失和

方解:

温中补虚和里缓急:
- 君 饴糖—益脾气,养脾阴,温补中焦,兼缓肝急,止腹痛
- 臣
  - 芍药—养阴血而缓肝急
  - 桂枝—温阳气而祛虚寒
- 佐使
  - 炙甘草—甘温益气,既助饴糖、桂枝辛甘化阳,益气温中缓急,又合芍药酸甘化阴,柔肝益脾和营
  - 生姜(温胃)、大枣(补脾) — 升腾中焦生发之气而调营卫

大建中汤(《金匮要略》)

歌诀： 大建中汤建中阳，蜀椒干姜参饴糖；
寒疝冲起有头足，降逆止痛用此方。

趣记： 大建中叫人参讲一堂。

对照： 大建中椒人参姜饴糖。

证治分析：

阳衰阴盛阴寒之气上逆
- 心胸中大寒痛，呕不能食——阳虚则阴寒内盛，寒气上逆
- 皮起见有头足，上下痛而不可近——腹中寒气上逆攻冲
- 苔白滑脉细紧—阳虚阴寒内盛
- 或肠中漉漉有声—内有寒饮辟积

——中阳衰弱　阴寒内盛　寒气上逆攻冲

方解：

温中补虚　降逆止痛
- **君**　蜀椒—温脾胃，助命火，散寒除湿，下气散结
- **臣**　干姜—温中散寒，助君药建中阳散逆气，止痛止呕
- **佐使**　人参、饴糖—甘温补中而益脾胃

吴茱萸汤(《伤寒论》)

歌诀： 吴茱萸汤人参枣，重用生姜温胃好；
阳明寒呕少阴利，厥阴头痛皆能保。

趣记： 吴玉找姜大人。

对照： 吴萸枣姜大人。

证治分析：

肝胃虚寒 浊阴上逆证
- 胃中虚寒，食谷欲呕，吞酸嘈杂——脾胃阳虚，寒自内生，寒则胃气上逆，虚则不能纳谷
- 畏寒喜热，或胃脘痛—寒凝气滞
- 少阴吐利—寒水侮脾，升降反作
- 手足厥寒—阴寒盛，阳虚失温
- 烦躁欲死—吐利之痛苦象
- 厥阴干呕、吐涎沫—肝寒犯胃，胃失和降
- 头痛—阴寒之气上逆

——中焦虚寒或少阴侮脾 或肝寒犯胃 以致胃中虚寒 浊阴上逆

方解：

温中补虚降逆止呕
- 君 吴茱萸—味辛性热，既可温胃止呕，又可温肝降逆，更可温肾以止吐利，一药而三病皆宜
- 臣 生姜—温胃散寒，降逆止呕，以助吴茱萸之力
- 佐 人参—补脾益气，以复中虚
- 使 大枣—益气补脾，调和诸药，即可助人参以补虚，又可配生姜调和脾胃

四逆汤(《伤寒论》)

歌诀： 四逆汤中附草姜，四肢厥冷急煎尝；
腹痛吐泻脉微细，急投此方可回阳。

趣记： 四逆老夫子回阳将救逆。

对照： 四逆老附子回阳姜救逆。

证治分析：

心肾阳衰寒厥证：
- 四肢厥逆—肾阳衰微，阳气不能敷布
- 恶寒蜷卧—阳衰失其温煦
- 呕吐下利—脾胃失其温煦，健运失常，升降反作
- 腹痛不渴—阳气衰微，阴寒内盛，寒主痛
- 神疲欲寐—阳气衰微，神失所养
- 苔白滑脉沉微—阳气衰微，阴寒内盛之体征

→ 肾阳衰微　阴寒内盛

方解：

回阳救逆：
- 君　附子—大辛大热，纯阳有毒之品，补先天命门(生用)真火第一要药，温壮肾阳，祛寒救逆，生用尤能迅达内外，通行十二经脉
- 臣　干姜—温中焦阳气而除里寒，且能助阳通脉，干姜与附子相须为用，温阳散寒之力尤大
- 佐使　炙甘草—补脾胃而调诸药，且可缓姜附燥烈辛散之性，使其破阴复阳而无暴散之虞

参附汤(《重订严氏济生方》)

歌诀： 参附汤是救脱方，补气回阳效力彰；

元气大亏阳暴脱，脉微肢厥自安康。

证治分析：

元气大亏 阳气暴脱证：
- 手足厥逆—阳气暴脱，四末失于温煦
- 冷汗淋漓—元阳大亏，津液失守
- 呼吸微弱或上气喘急—肺气近绝
- 脉微欲绝—阳气虚脱之象

→ 元气大亏 阳气暴脱

方解：

回阳益气救脱：
- 君　人参—大补脾肺之元气以固后天，使脾肺之气旺则五脏之气皆旺
- 臣　熟附子—大辛大热，温壮元阳，大补先天，使先天之阳生，则一身之阳生。
- 二药相须，上助心阳，下补肾命，中补脾土

表 1－25　四逆加人参汤、白通汤、通脉四逆汤、参附汤比较

<table>
<tr><th rowspan="2">方名</th><th rowspan="2">相　同</th><th colspan="3">不　　同</th></tr>
<tr><th>组 成</th><th>功 用</th><th>主　治</th></tr>
<tr><td>四逆加人参汤</td><td rowspan="4">① 均有附子、干姜。② 均能回阳救逆。③ 均治少阴寒厥，下利恶寒，脉微</td><td>加甘草、人参</td><td>益气固脱</td><td>治少阴病，四逆证仍在，因阴血大伤而利止者</td></tr>
<tr><td>白通汤</td><td>加葱白</td><td>通阳破阴</td><td>治少阴病、阴寒盛于下焦逼阳证</td></tr>
<tr><td>通脉四逆汤</td><td>加甘草，并加大附子、干姜的用量</td><td>回阳通脉</td><td>治少阳病，里寒外热，阴盛格阳证，手足厥逆，脉微欲绝，身反不恶寒，其人面赤或利止，脉不出</td></tr>
<tr><td>参附汤</td><td>附子、人参</td><td>益气回阳固脱</td><td>阳气暴脱，手足厥冷，头晕气短，汗出脉微者</td></tr>
</table>

回阳救急汤(《伤寒六书》)

歌诀： 回阳救急用六君，桂附干姜五味存；

加麝三厘或胆汁，三阴寒厥建奇勋。

趣记： “四”五“六”吃香肉。

对照： “四”五“六”一香肉。

证治分析：

寒邪直中三阴 — 真阳衰微欲脱证：
- 恶寒蜷卧，四肢厥冷；或身寒战栗 — 真阳衰微，失其温煦
- 吐泻腹痛，口不渴—脾肾阳虚有寒，升降反作
- 或吐涎沫，或指甲口唇青紫—肝寒犯胃
- 舌淡苔白，脉沉数甚或无脉 — 真阳衰微，阴寒内盛，或阳微欲脱之体征

→ 真阳衰微　阴寒内盛　阳微欲脱

方解：

回阳固脱 — 益气生脉：
- 君　熟附子、肉桂、干姜—温壮元阳，祛寒破阴之力强
- 臣　人参、白术、茯苓；陈皮、半夏、甘草 — 补益脾胃，固守中州，并能除湿祛痰
- 佐
  - 五味子—合人参则能益气生脉
  - 麝香—芳香走窜通行十二经脉。与五味子合用，既可使诸药迅布周身，又无虚阳散越之弊

注：“四”即四逆汤；“六”即六君子汤。

黑锡丹(《太平惠民和剂局方》)

歌诀：黑锡丹能镇浮阳，金铃桂附蔻硫黄；
芦巴故纸茴沉木，上盛下虚有专长。

趣记：陈金巴父子，回襄阳用稀硫黄破纸烧叩肉。

对照：沉金巴附子，茴香阳—锡硫黄破纸—蔻肉。

证治分析：

上实下虚证（下虚真阳不足）
- 上气喘促
  - 真阳不足，肾不纳气，
  - 浊阴上泛，上实(肺气壅塞)
- 四肢厥逆，冷汗不止—元阳欲脱之征
- 奔豚，寒疝腹痛，肠鸣滑泄，男子阳痿精冷，女子血海虚寒，月经不调，带下清稀，不孕—下元虚冷
- 舌淡苔白，脉沉微—肾阳不足之体征

方解：

温镇壮纳下浮元阳
- 君
  - 黑锡—镇摄浮阳，降逆平喘；硫黄—温补命火，暖肾消寒—水火并补
- 臣
  - 附子、肉桂—温肾助阳，引火归原
  - 阳起石、破故纸、胡芦巴—温命门，除冷气，接纳下归之虚阳
- 佐
  - 小茴香、沉香、肉豆蔻—温中调气，降逆除痰暖肾
  - 川楝子—苦寒之品，监制诸药温燥之性，疏利肝气

当归四逆汤(《伤寒论》)

歌诀： 当归四逆桂芍枣，细辛甘草与通草；
血虚肝寒手足冷，煎服此方乐陶陶。

趣记： 当通知要找心肝。

对照： 当通枝药枣辛甘。

证治分析：

血虚寒厥证：
- 手足厥寒：肝血不足，血亏寒客，寒客经脉，不能温煦四末
- 舌　淡—肝血虚心血不足
- 苔　白—寒邪内客
- 脉沉细或细而欲绝：血虚经脉不充，又加寒邪阻滞，经脉不利
- 或腰股腿足疼痛—血虚寒入经络，血涩不通之故

→ 血虚寒客经脉　经脉不利

方解：

温经散寒　养血通脉：
- 君
  - 当归—补血和血为温补肝经要药
  - 桂枝—温经散寒通脉
- 臣
  - 白芍—养血和营，与当归相合，补益营血，与桂枝伍用，内和气血
  - 细辛—外温经脉，内温脏腑，通达表里以散寒邪，助桂枝温经散寒
- 佐　通草—通经脉
- 使　甘草、大枣—益气健脾，调和诸药，重用大枣既助归芍补血，又防桂辛之燥烈太过，免伤阴血

表 1-26 四逆汤、四逆散、当归四逆汤比较

方名	相同	不同		
		组成	功效	主治
四逆汤	①均有甘草。②均能治厥逆	附子、干姜	回阳救逆	邪在少阴、阳气衰微、阴寒内盛所致四肢厥逆，兼见吐利，腹痛，神疲欲寐，脉沉细微弱
四逆散		柴胡、芍药、枳实	透邪解郁，疏肝理脾	邪在少阴、阳郁不伸所致四逆，兼或见腹中痛，泄利下重，或咳或悸者
当归四逆汤		当归、芍药、桂枝、细辛、通草、大枣	温经散寒，养血通脉	邪在厥阴、血虚阳虚、寒邪内客所致手足厥寒，多伴舌淡苔白，脉细欲绝或沉细

黄芪桂枝五物汤(《金匮要略》)

歌诀：黄芪桂枝五物汤，芍药大枣与生姜；

益气温经和营卫，血痹风痹功效良。

趣记：贵嫂骑姜枣喝雪碧。

对照：桂芍芪姜枣—血痹

证治分析：

血痹证
- 肌肤麻木不仁
  - 气血不足腠理开，外受风邪，
  - 邪入血脉，痹阻不通
- 脉微涩而紧—邪滞血脉凝涩不通

（邪滞血脉 凝涩不痛）

方解：

益气温经　和血通痹
- 君　黄芪—甘温补气，补在表之卫气使腠理闭
- 臣
  - 桂枝—散风寒而温经通痹，与黄芪配伍，益气温阳，和血通络，桂枝得黄芪益气而振奋卫阳，黄芪得桂枝固表而不留邪
  - 芍药—养血和营而通血痹，与桂枝合用，调和表里
- 佐使
  - 生姜—辛温疏散风邪，以助桂枝之力
  - 大枣—甘温，养血益气，以资芪芍之功，与生姜为伍，和营卫，调诸药

乌附麻辛桂姜汤(《中医治法与方剂》)

歌诀：乌附麻辛桂姜汤，甘草蜂蜜共煎尝；
寒湿痹阻关节痛，温经宣痹庶能康。

证治分析：

痹痛：肢体关节剧烈疼痛，屈伸更甚，痛有定处，自觉骨节寒凉，得温痛减，舌淡苔白，脉沉紧或弦紧 → 寒湿凝结，血行不畅，筋脉拘急 → 寒湿痹阻经络

方解：

温经散寒 除湿宣痹：

- 君　川乌、附子—直入少阴，温经散寒，开筋骨之痹
- 臣
  - 桂枝—温通心阳以通脉痹
  - 干姜—温运脾阳以开肌痹
  - 麻黄—宣通肺卫以开皮痹
  - 细辛—搜剔深伏之寒，领其外达，层层宣通，即通散皮、肉、脉、筋、骨之寒邪
- 佐使
  - 甘草—缓筋脉拘急
  - 蜂蜜—制乌、附毒性

阳和汤(《外科证治全生集》)

歌诀： 阳和熟地鹿胶姜，肉桂芥草与麻黄，
温阳散寒祛痰滞，阴疽寒痹服之良。

趣记： 姜妈治阴疽，鹿肉皆炒熟。

对照： 姜麻治阴疽，鹿肉芥草熟。

证治分析：

一切阴疽证
- 贴骨疽—痹阻于筋骨
- 脱疽—痹阻于血脉
- 流注、痰核—痹阻于肌肉
- 鹤膝风—痹阻于关节
  } 素体阳虚，营血不足，寒凝痰滞，气血壅滞
- 症见：
- 局部漫肿无头，皮色不变，酸痛 } 寒凝痰滞，气血壅滞
- 局部不热，口不渴，舌淡苔白，脉沉细或迟细 } 阳虚有寒，阴血不足之体征

} 素体阳虚，营血不足，寒凝痰滞，痹阻肌肉、筋骨、血脉、关节

方解：

温阳补血，散寒通滞
- 君
  - 熟地—滋补阴血，填精益髓
  - 鹿角胶—补肾助阳，强壮筋骨
  } 二药合用，养血助阳，以治其本
- 臣
  - 姜炭—温中破阴通阳
  - 肉桂—入营温通血脉
  } 助温阳散寒通滞
- 佐
  - 麻黄—开腠理而达表，通阳散寒
  - 白芥子—祛皮里膜外之痰
- 使 生甘草—有化毒之力，且调和诸药

四君子汤(《太平惠民和剂局方》)

歌诀： 四君子汤中和义，参术茯苓甘草比；
益以夏陈名六君，祛痰补益气虚饵；
除去半夏名异功，或加香砂胃寒使。

趣记： 四君白老夫人。

对照： 四君白老茯人。

证治分析：

脾胃气虚证：
- 面色苍白，语音低微，气短乏力——脾胃虚弱，气血生化不足
- 食少便溏—脾失健运，胃纳不振，湿浊内生
- 舌淡，苔白，脉虚弱—中焦脾胃气虚之象

——脾胃气虚

方解：

益气健脾：
- 君　人参—甘温益气健脾养胃
- 臣　白术—苦温燥湿健脾，加强益气助运之力
- 佐　茯苓—甘淡渗湿健脾，与白术合用使湿去脾健
- 使　甘草—甘温，益气和中，调和诸药

表 1-27　异功散、六君子汤、香砂六君子汤比较

方名	相同	不同		
		组成	功效	主治
异功散	①均含四君子汤的组成。②均有益气健脾之功。③均治脾胃气虚继发证	加陈皮	行气和胃	脾胃气虚兼气滞，食欲不振，或胸脘痞闷不舒，或呕吐泄泻
六君子汤		加陈皮、半夏	祛痰止呕	脾胃气虚兼有痰湿，食少，恶心呕吐，胸脘痞闷，或咳嗽痰多稀白
香砂六君子汤		加陈皮、半夏、木香、砂仁	和胃理气止痛	脾胃气虚，寒湿滞于中焦，纳呆，嗳气，脘腹胀满或疼痛，呕吐泄泻

参苓白术散(《太平惠民和剂局方》)

歌诀：参苓白术扁豆陈，山药甘莲砂薏仁；
桔梗上浮兼保肺，枣汤调服益脾神。

趣记：一连人上山，四君子找豆根。

对照：薏莲仁一山，四君子枣豆梗。

证治分析：

脾虚湿盛证：
- 面色萎黄，四肢乏力，形体消瘦——脾气虚弱，生化不足，失于荣养
- 食少不化—健运失司
- 便溏或吐或泻—脾胃失和，湿自内生
- 胸脘闷胀—湿邪内生，气机不畅
- 苔白腻，质淡，脉细缓或虚缓——脾胃虚弱有湿之体征

（以上总属：脾气虚弱，湿自内生）

方解：

益气健脾，渗湿止泻：
- 君　人参、白术、茯苓—益气健脾渗湿
- 臣
  - 山药、莲肉—助人参健脾益气，兼能止泻
  - 白扁豆、薏苡仁—助白术、茯苓健脾渗湿
- 佐
  - 砂仁—醒脾和胃，行气化滞
  - 桔梗—宣肺利气，以通调水道，又载药上行，以益肺气
- 使　甘草—健脾和中，调和诸药

补中益气汤(《脾胃论》)

歌诀: 补中益气芪术陈,升柴参草当归身;
劳倦内伤功独擅,亦治阳虚外感因。

趣记: "异功"无妇,胡妈当妻。

对照: "异功"无茯,胡麻当芪。

证治分析:

- 脾虚气陷证、气虚发热证 → 脾胃气虚,清阳下陷
  - 发热—脾胃气虚,阳气下陷于阴中
  - 自汗出—脾胃气虚,卫阳不固,阴不内守
  - 渴喜热饮—脾阳下陷,津液不布
  - 面色苍白,少气懒言,体倦肢软—脾胃气虚,健运失司,生化不足
  - 大便稀溏—清浊不分,下注大肠
  - 脱肛久痢,子宫下垂,久泻久疟—中气下陷,气虚不摄,正虚,无力鼓邪外出

方解:

- 升阳举陷、补中益气
  - 君　黄芪—补中益气并能固表升阳
  - 臣　人参、白术、炙甘草—健脾益气,使元气旺盛,清阳得升,其热自退
  - 佐
    - 陈皮—理气调中,使补气而不滞气
    - 当归—补血和营,以助补气养血
  - 佐使　升麻、柴胡—升举下陷之阳;气助君药,以升提下陷之中气
  - 使　甘草—调和诸药

注: "异功"指异功散组成。

表 1－28 四君子汤、参苓白术散、补中益气汤比较

方名	相同	不同		
		组成	功效	主治
四君子汤	①均有人参、白术、甘草。②均能益气健脾。③均治因脾胃气虚而出现的倦怠无力，食少，便溏	茯苓	益气健脾	单纯脾胃气虚证。症见面色苍白，倦怠乏力，食少便溏，舌淡，脉细缓
参苓白术散		扁豆、苡仁、山药、莲子肉、砂仁、桔梗	益气健脾力强，兼能益肺理气渗湿	脾胃气虚，湿自内生。症见脾胃气虚证兼见吐泻便溏，胸脘闷胀，苔白，脉细缓或虚缓
补中益气汤		黄芪、陈皮、当归、升麻、柴胡	升阳举陷	脾胃气虚，阳气下陷。症见发热自汗出，兼见脾胃气虚者，或内脏下垂，久痢，久泻，久疟

玉屏风散(《究原方》录自《医方类聚》)

歌诀: 玉屏风散最有灵,芪术防风鼎足形;
表虚汗多易感冒,药虽相畏效相成。

趣记: 玉屏风骑白猪。

对照: 玉屏风芪白术。

证治分析:

表虚自汗证
- 汗出恶风—卫气虚弱,不能固表,阴不内守
- 易患感冒—气虚腠理不固,易感风邪
- 面色㿠白—气虚不能荣于面
- 舌质淡苔薄白,脉虚浮—卫气虚弱,易感风邪之体征

→ 卫气虚弱 不能固表

方解:

益气固表 止汗
- 君 黄芪—甘温,内可大补肺脾之气,外可固表止汗
- 臣 白术—健脾益气,助黄芪以加强益气固表之力
- 佐 防风—走表祛风邪,合芪术则以扶正为主,兼以御风邪。黄芪得防风,固表不留邪;防风得黄芪,祛邪不伤正。

生 脉 散(《医学启源》)

歌诀： 生脉麦味与人参，保肺清心治暑淫；
气少汗多兼口渴，病危脉绝急煎斟。

趣记： 生脉为人脉。

对照： 生脉味人麦。

证治分析：

暑热温热久咳，肺虚气阴两伤：

- 温热暑热 耗气伤阴证
  - 汗多神疲，体倦乏力，气短懒言——暑热汗多，耗气伤肺，气虚不固
  - 咽干口渴—汗多津伤，不能上承
  - 舌干红少苔，脉细数—阴虚有热之象
- 久咳肺虚 气阴两虚证
  - 干咳少痰，短气，自汗—久咳肺虚，气阴两伤
  - 口干舌燥，脉虚细—久咳阴虚之体征

方解：

益气生津 敛阴止汗：

- **君** 人参—甘温，益气生津以补肺，肺气旺则四脏之气皆旺(一补)
- **臣** 麦冬—甘寒养阴清热，润肺生津(一润)
- **佐** 五味子—酸温，敛肺止汗生津止渴(一敛)

表 1-29　治暑热伤津，气津两伤方比较

方　剂	比　较
白虎加人参汤	证属邪热正盛，气津两伤。功用为清热，益气生津
竹叶石膏汤	证属余热未清，气津两伤。功用为清热生津，益气和胃
清暑益气汤	证属中暑受热，气津两伤。功用为清暑益气，养阴生津
生脉散	证属暑热已解，气津两伤。功用为益气生津，敛阴止汗

人参蛤蚧散(《御药院方》)

歌诀: 补益人参蛤蚧散,专治痰血与咳喘;
桑皮二母杏苓草,若非虚热慎毋餐。

趣记: 老妇人不幸,二母皆丧。

对照: 老茯人一杏,二母蚧桑。

证治分析:

肺肾气虚 喘息咳嗽证:
- 喘息咳嗽—肺肾虚衰,痰热内蕴,气逆不降
- 痰稠色黄,胸中烦热—痰热阻肺,热郁则烦
- 咳吐脓血—热伤血络,热灼血败
- 身体羸瘦—正气虚衰,气血不足,肢体不荣
- 遍身浮肿—肺肾虚衰,水津不化,泛溢肌表

→ 肺肾虚衰 痰热内蕴 气逆不降

方解:

补肺益肾 止咳定喘:
- 君
  - 蛤蚧—补肺益肾,以固其本,又能定喘止咳
  - 人参—大补元气而益脾肺
- 臣 茯苓—渗湿健脾,以杜生痰之源
- 佐
  - 杏仁、桑白皮—肃降肺气以定喘
  - 知母、贝母—清热润肺,化痰止咳
- 使 甘草—益气和中,调和诸药

四物汤(《仙授理伤续断秘方》)

歌诀： 四物地芍与归芎，血家百病此方宗；
经带胎产俱可治，加减运用在胸中。

趣记： 当地传说四物汤，补血调血基本方。

对照： 当地川芍四物汤，补血调血基本方。

证治分析：

营血虚滞证：
- 头目眩晕—肝为藏血之脏，血虚肝失所养，无以上荣
- 心悸失眠—心主血而藏神，血虚心失所养
- 面色无华—营血亏虚，不能上荣于面
- 月经不调，量少色淡或经闭不调—肝血不足，无血行经
- 脐腹疼痛，甚或瘕块硬结—血虚多滞，血行不畅
- 舌淡，口唇、爪甲色淡，脉细弦或涩—为血虚、血滞之体征

→ 营血虚滞

方解：

补血调血：
- 君　熟地—甘温味厚而质柔润，长于滋阴养血
- 臣　当归—补血养肝，和血调经
- 佐
  - 白芍—养血柔肝和营，与当归伍用，助滋补阴血
  - 川芎—活血行气，与当归伍用活血，使补而不腻

表 1－30 四物汤附方比较

方名	相同	不同		
		组成	功用	主治
胶艾汤	① 均含四物汤。② 均能调经。③ 均治月经不调之证	加阿胶、甘草、艾叶	养血止血，调经安胎	偏重于养血止血，适用于妇人冲任虚损，崩漏下血，月经过多，淋漓不止；产后或流产损伤冲任，下血不绝，胎漏下血，腹中疼痛。现用于功能性子宫出血、先兆流产、不全流产、产后子宫复旧不全等属冲任虚损者
桃红四物汤		加桃仁、红花	养血活血	偏重于活血化瘀，善治血瘀所致月经不调，治妇女月经超前，血多有块，色紫稠黏，腹痛等

当归补血汤(《内外伤辨惑论》)

歌诀： 当归补血东垣笺，黄芪一两归二钱；
血虚发热口烦渴，脉大而虚宜此煎。

证治分析：

血虚阳浮发热证：
- 肌热面赤，烦渴欲饮——血虚阳浮，阴不维阳，虚火上冲
- 脉洪大而虚，重按无力——浮阳外越，无力鼓动血脉
- 妇人经期产后血虚发热头痛——血虚生热，阳浮不能上升于头，清窍失养
- 疮疡溃后久不愈合—气血亏虚不能荣于肌肉

（以上均属）劳倦内伤 气弱血虚

方解：

补气生血：
- 君　黄芪—大补肺脾元气，以资气血生化之源，使阳生阴长，气旺血生
- 臣　当归—甘辛而温，养血和营

表 1-31 甘温除热方比较

方名	病因病机	病证	功用
小建中汤	中焦虚寒，肝脾失调，营卫不和，阴阳失调	腹中时痛，喜温欲按，舌淡苔白，脉弦；或虚劳而心中悸动，面色无华；或手足烦热，咽干口燥等	温中补虚 和里缓急
补中益气汤	饮食劳倦，损伤脾胃，脾胃气虚，清阳下陷	身热自汗，渴喜热饮，气短乏力，舌淡，脉虚大无力；饮食减少，体倦肢软，少气懒言，面色㿠白，大便稀溏，脉大而虚弱；或脱肛，子宫脱垂，久泻，久痢，崩漏，舌淡，脉虚	补中益气 升阳举陷
当归补血汤	劳倦内伤，血虚气弱，阴不维阳，虚阳外浮	肌热面红，烦渴欲饮，脉洪大而虚，重按无力；亦治妇人经期产后血虚发热头痛；或疮疡溃后久不愈合者	补气生血

归脾汤(《济生方》)

歌诀： 归脾汤用术参芪，归草茯神远志随；
酸枣木香龙眼肉，煎加姜枣益心脾；
怔忡健忘俱可却，肠风崩漏总能医。

趣记：“四君”归期早，远知龙眼香。

对照：“四君”归芪枣，远志龙眼香。

证治分析：

- 心血脾两气虚
  - 心悸怔忡，健忘，失眠，盗汗——心藏神而主血，心血暗耗，心失所养
  - 虚热食少体倦—脾虚气弱，健运失司生化不足
  - 面色萎黄—气虚血弱不能上荣
  - 舌淡苔薄白脉象细弱—气血亏虚之体征
  - ——心脾两虚
- 脾不统血证
  - 便血或皮下紫斑，或妇女崩漏及妇女月经超前，量多色淡或淋漓不止及带下——脾气虚弱，统摄失司，血海不固
  - ——气血不足

方解：

- 益气补血　健脾养心
  - 君
    - 黄芪—甘微温，补脾益气
    - 龙眼肉—甘温，既能补脾气，又能养心血
  - 臣
    - 人参、白术——甘温补气，与黄芪相配，增强补脾益气之功
    - 当归—甘辛微温，滋养营血，与龙眼肉相伍，增强补心血之效
  - 佐
    - 茯神、酸枣仁、远志—宁心安神
    - 木香—理气醒脾，与补气养血药相配，使补而不滞，滋而不腻
  - 使　甘草—补气健脾，调和诸药

注：“四君”即四君子汤。

表 1-32 补中益气汤与归脾汤比较

方名	相同	不同		
		组成	功用	主治
补中益气汤	①均有黄芪、人参、当归、白术、甘草。②均能益气健脾。③均可治疗脾气虚，而见食少体倦，气短懒言，便溏或发热等	柴胡、升麻、陈皮	补中益气，升阳举陷	脾胃气虚发热或中气下陷者。兼见身热自汗，渴喜热饮及脱肛，久泻，久痢，久疟，子宫脱垂及崩漏
归脾汤		龙眼肉、茯神、酸枣仁、远志、木香	健脾补血，养心安神	心脾两虚，气血不足及脾不统血者。兼见心悸怔忡，健忘失眠及便血，皮下紫斑，妇女崩漏，月经超前，量多色淡或淋漓不止

八珍汤(《正体类要》)

歌诀: 双补气血八珍汤,四君四物合成方;
煎加姜枣调营卫,气血亏虚服之康。

趣记: 当地人找熊,将住少甘岭。

对照: 当地人枣芎,姜术芍甘苓。

证治分析:

气血两虚证——气血亏虚
- 面色苍白或萎黄—气血亏虚不能上荣
- 头晕目眩—血虚头目失养
- 心悸怔忡—心血不足,心失所养
- 四肢倦怠,气短懒言,饮食减少—脾气虚运化无权,气血生化不足
- 舌淡,苔薄白,脉细虚—气血亏虚之体征

方解:

益气补血
- 君　人参、熟地—益气养血
- 臣
  - 白术、茯苓—健脾渗湿,助人参益气补脾
  - 当归、白芍—养血和营,助熟地补益阴血
- 佐　川芎—活血行气,使补而不滞
- 使　炙甘草—益气和中,调和诸药

表 1-33 附方比较

方名	相同	不同		
		组成	功用	主治
十全大补汤	①均含四君子汤和当归、白芍、地黄、黄芪。②均能气血双补。③均治气血两虚证	肉桂、川芎	温补气血	气血不足，饮食减少，久病体虚，腰膝无力，面色萎黄，精神倦怠以及疮疡不敛，妇女崩漏等
人参养荣汤		桂心、橘皮、远志、五味子	益气补血，养心安神	积劳虚损，气血不足，四肢沉滞，骨肉酸疼，行动喘咳，小便拘急，腰背强痛，心虚惊悸，咽干唇燥，饮食无味，形体瘦削等

泰山磐石散(《景岳全书》)

歌诀： 泰山磐石八珍全，去苓加芪芩断联；

再益砂仁及糯米，妇人胎动可安全。

趣记： 泰山磐石十不全，梅岭沙皇续胎安。

对照： 泰山磐石“十不全”，没芩砂黄续胎安。

证治分析：

- 堕胎滑胎
  - 胎动不安，屡有堕胎宿疾 → 气血虚弱，胎元失养，胞宫不固
  - 面色淡白，倦怠乏力，不思饮食 → 气血亏虚，肌体失养，脾失健运
  - 舌淡苔白，脉滑无力 → 气血亏虚而又有胎之象
  - → 气血虚弱，胎元失养

方解：

- 益气健脾养血安胎
  - 君：人参、黄芪、白术、炙甘草 → 益气健脾以固胎元
  - 臣：当归、熟地、白芍、川芎 → 养血和血以养胎元
  - 佐：
    - 续断—与熟地合用，补益肝肾而保胎元
    - 黄芩—与白术配合，健脾清热为安胎要药
    - 砂仁—理气醒脾，即可防益气养血之品滋腻碍胃，又有安胎之效
    - 糯米—补脾养胃

注：“十不全”指十全大补汤去茯苓、肉桂。

表 1-34 十全大补汤、人参养荣汤、泰山磐石散比较

<table>
<tr><th rowspan="2">方名</th><th rowspan="2">相同</th><th colspan="3">不同</th></tr>
<tr><th>组成</th><th>功用</th><th>主治</th></tr>
<tr><td>十全大补汤</td><td rowspan="3">①均以八珍汤为基础加减而成。②均有补气血作用。③均治因气血不足所致诸证</td><td>加黄芪、肉桂</td><td>温补气血</td><td>气血不足，虚劳咳嗽，食少，遗精，脚膝无力，疮疡不敛，妇女崩漏</td></tr>
<tr><td>人参养荣汤</td><td>减川芎，加黄芪、肉桂、五味、陈皮、远志</td><td>养心安神</td><td>积劳虚损，呼吸少气，行动喘息，心虚惊悸，咽干唇燥</td></tr>
<tr><td>泰山磐石散</td><td>减茯苓，加黄芩、砂仁、黄芪、续断</td><td>健脾安胎</td><td>胎动不安或屡有堕胎宿患，面色淡白，倦怠乏力，不思饮食，脉滑无力或沉弱</td></tr>
</table>

内补黄芪汤(《外科发挥》)

歌诀： 内补黄芪地芍冬，参苓远志与川芎；
当归甘草合官桂，力补痈疽善后功。

趣记： 八珍去猪，远卖齐官。

对照： “八珍”一术，远麦芪官。

证治分析：

痈疽溃后 气血皆虚
- 溃处作痛，倦怠懒言——痈疽溃后，气血不足，肢体失养
- 神疲寐少——气血亏虚，心神失养
- 自汗，口干，或发热经久不退——气血两虚阳气浮越，阴津外泄，而不上奉
- 脉细弱舌淡苔薄——气血两虚之象

——痈疽溃后 气血亏虚

方解：

补益气血 养阴生肌
- 君：人参、茯苓、甘草——补气健脾，以资气血生化之源
- 臣：当归、熟地、川芎、白芍——养血补肝，生肌托毒
- 佐：
  - 黄芪、肉桂——益气助阳，以收阴生阳长之效
  - 麦冬——养阴清热除烦
  - 远志——宁心安神

注：“八珍”即八珍汤。

六味地黄丸(《小儿药证直诀》)

歌诀： 六味地黄益肾肝，茱薯丹泽地苓专；
更加知柏成八味，阴虚火旺自可煎。
养阴明目加杞菊，滋阴都气五味先；
肺肾两调金水生，麦冬加入长寿丸。

趣记： 地“八”山山“四”，丹泽茯苓“三”。

证治分析：

- 肝肾阴虚证（肾阴不足，虚火上炎）
  - 腰膝酸软，牙齿动摇，足跟作痛，小儿囟门不合——肾阴不足，骨髓不充
  - 头晕目眩—肾阴不足，脑髓空虚
  - 耳鸣耳聋—肾阴不足，清窍失养
  - 遗精盗汗—阴虚不能制阳，相火内扰，阴不内守，
  - 骨蒸潮热，手足心热，舌燥咽痛，消渴，舌红少苔，脉细数——阴虚生内热，虚火上炎

方解：

- 滋阴补肾
  - 君　熟地——甘温滋腻之品，滋肾阴、益精髓
  - 臣
    - 山茱萸—酸温收敛之品补养肝肾涩精固肾
    - 山　药—甘平滋润之品补脾阴以滋肾
  - （君、臣）三补即补肝脾肾——三脏之阴——重在滋补肾阴
  - 佐
    - 泽泻——甘寒渗利之品，利湿泻浊以防熟地滋腻
    - 丹皮——苦寒凉血之物，清泄相火并制约山茱萸之温性
    - 茯苓——甘平淡渗之品，配山药以渗利脾湿助山药以健运
  - （佐）三泻即泻三脏——虚火及湿浊——重点在泻火

注：“八”、“四”、“三”均为古方用此药的剂量。

表 1-35 附方比较

方名	相同点	不同点		
		组成	功用	主治
知柏地黄丸	①均含六味地黄丸。②均有滋阴补肾之功用。③均治肾阴虚所致诸证	知母、黄柏	滋阴降火	阴虚火旺证。症见骨蒸潮热，虚烦盗汗，腰脊酸痛，遗精等
杞菊地黄丸		枸杞子、菊花	滋肾养肝明目	肝肾阴虚证。症见两目昏花，视物模糊，或眼睛干涩，迎风流泪等
都气丸		五味子	滋肾纳气	肾虚气喘、呃逆之证
麦味地黄丸		麦冬、五味子	滋补肺肾	肺肾阴虚，或喘或咳者

左归丸(《景岳全书》)

歌诀: 左归丸内山药地,萸肉枸杞与牛膝;
菟丝龟鹿二胶合,壮水之主方第一。

趣记: 鱼牛狗兔鹿归山,熟地左归蜜成丸。

对照: 萸牛枸菟鹿龟山,熟地左归蜜成丸。

证治分析:

真阴不足证:
- 腰酸腿软,头目眩晕——真阴不足,精髓内亏
- 遗精滑泄—阴虚及阳,肾失封藏
- 自汗盗汗,口燥咽干—阴虚内热,迫津外泄,津不上承
- 舌光少苔脉细—真阴不足之体征

——真阴不足 精髓内亏

方解:

滋阴补肾 填精益髓:
- 君 熟地—滋肾益精,以填真阴
- 臣
  - 山茱萸—养肝滋肾,涩精敛汗
  - 山药—补脾益阴,滋肾固精
  - 枸杞子—补肾益精,养肝明目
  - 龟版胶、鹿角胶——为血肉有情之品,峻补精髓;鹿角胶偏于补阳,龟版胶偏于补阴
- 佐 菟丝子、川牛膝—益肝肾,强腰膝,健筋骨

表 1－36　左归丸、六味地黄丸比较

<table>
<tr><th rowspan="2">方名</th><th rowspan="2">相同</th><th colspan="3">不同</th></tr>
<tr><th>组成</th><th>功用</th><th>主治</th></tr>
<tr><td>左归丸</td><td rowspan="2">①均以熟地滋肾阴填精髓，山萸益肝肾涩精敛汗，山药益脾气滋肾阴。②以滋肝肾之阴为主。③治肾阴不足，腰膝酸软，头目眩晕，遗精盗汗，咽干</td><td>枸杞—益精明目
鹿胶—补阳
龟胶—滋阴
填精补髓
（阳中求阴）
菟丝子
牛膝
（补肝肾 强筋骨 壮腰膝）</td><td>纯补无泻，滋阴补肾之力更强</td><td>真阴不足，精髓内亏纯虚之证，阴虚较甚者，兼见自汗滑泄，舌光少苔</td></tr>
<tr><td>六味地黄丸</td><td>泽泻—泻肾降浊
丹皮—泻肝火
茯苓—渗脾湿</td><td>三补三泻，可泻虚火湿浊之有余</td><td>肝肾阴虚，虚火上炎之证，兼见骨蒸，潮热，手足心热，消渴，舌红少苔</td></tr>
</table>

大补阴丸(《丹溪心法》)

歌诀： 大补阴丸知柏黄，龟板脊髓蜜成方；
咳嗽咯血骨蒸热，阴虚火旺制亢阳。

趣记： 黄母猪拱地板。

对照： 黄母猪一地板。

证治分析：

阴虚火旺证：
- 骨蒸潮热—真阴不足，阴虚内热
- 盗汗遗精—相火内扰，阴不内守
- 咳嗽咯血—相火刑金，损伤肺络
- 心烦易怒—肝肾阴虚，虚火内扰
- 足膝疼热—精亏血少，筋骨失养，阴虚生热
- 舌红少苔，尺脉数有力—肾阴虚火旺之体征

（以上：肝肾阴虚，虚火上炎）

方解：

滋阴降火：
- 君：熟地、龟版—滋补真阴，潜阳壮水制火
- 臣：黄柏、知母—苦寒降火，保存阴液，平其阳亢
- 佐使：猪脊髓、蜂蜜—俱为血肉甘润之品，既能滋补精髓，又能制约黄柏的苦燥之性

虎潜丸(《丹溪心法》)

歌诀： 虎潜足痿是妙方，虎骨陈皮并锁阳；
　　　龟板干姜知母芍，再加柏地作丸尝。

趣记： 虎潜黄柏地，陈母姜嫂锁虎归。

对照： 虎潜黄柏地，陈母姜芍锁虎归。

证治分析：

筋骨痿软证：
- 腰膝酸软，腿足消瘦——腰为肾府，肾主骨生髓，精血不足，失于荣养
- 筋骨痿弱，步履乏力——肝肾皆热，阴血不足，筋骨失养
- 舌红少苔—阴虚有热
- 脉细弱—精血不足

——肝肾皆热，阴血俱虚

方解：

滋阴降火，强壮筋骨：
- 君　黄柏、知母—泻火清热
- 臣　熟地、龟版、白芍—滋阴养血，补肝肾之阴
- 佐使
  - 虎骨—强壮筋骨
  - 锁阳—温阳益精，养筋润燥
  - 陈皮、干姜——温中健脾，理气和胃，以防苦寒伤胃且使补而不腻

二至丸(《医方集解》)

歌诀：二至女贞与旱莲，桑椹熬膏和成圆；
肝肾阴虚得培补，消除眩晕与失眠。

趣记：与女贞子相恋。

对照：一女贞子一莲。

证治分析：

肝肾阴虚证：
- 口苦咽干—足少阳之脉贯舌循喉，阴精不升
- 头昏眼花—肝肾亏虚，精血不能上荣于头目
- 腰膝酸软，下肢痿软—肝肾阴虚，筋骨失养
- 失眠多梦—肝藏魂，肝阴虚则魂不守舍
- 遗精—肝肾阴虚，相火内扰

→ 肝肾阴虚

方解：

补肾养肝：
- 君　女贞子—甘苦凉，滋肾养肝
- 臣　旱莲草—甘酸寒，养阴益精，凉血止血

→ 补肝肾阴血　而不滋腻平　补肝肾之剂

炙甘草汤(又名复脉汤)(《伤寒论》)

歌诀： 炙甘草汤参姜桂，麦冬生地大麻仁；
大枣阿胶加酒服，虚劳肺痿效如神。

趣记： 阿妈卖地，贵大人干生气，气得脉结代来心动悸。

对照： 阿麻麦地，桂大人甘生一，气得脉结代来心动悸。

证治分析：

- 阴血阳气虚弱
  - 心脉失养证
    - 心动悸，脉结代——血虚心脉失养，气虚则鼓动无力
    - 虚羸少气，舌光少苔质干瘦——阴虚血少，肌肉四肢失于荣养
- 虚劳肺痿证
  - 干咳无痰或咳痰不多，咽干舌燥——久咳肺气虚，阴血不足，津不上布
  - 大便干结—阴虚肠失濡润
  - 虚烦不眠—虚火上扰心神
  - 自汗盗汗—肺气阴两虚，不能固津
  - 脉虚数—气阴两虚之证

（以上——阴血不足，阳气虚弱）

方解：

- 益气滋阴 通阳复脉
  - 君　干地黄—滋阴养血
  - 臣
    - 炙甘草、人参、大枣——益心气，补脾气，以资气血生化之源
    - 阿胶、麦冬、麻仁—滋心阴，养心血，充血脉
  - 佐　桂枝、生姜—辛温走散，温心阳，通血脉
  - 使　酒—温通血脉，以行药力

一贯煎(《续名医类案》)

歌诀：一贯煎中用地黄，沙参杞子麦冬襄；
　　　当归川楝水煎服，阴虚肝郁是妙方。

趣记：一贯杀狗当地零卖。

对照：一贯沙枸当地铃麦。

证治分析：

肝肾阴虚肝气郁滞证：
- 胸脘胁痛—肝肾阴虚，肝气横逆
- 吞酸吐苦—肝郁化火犯胃，胃气上逆
- 咽干口燥，舌红少苔—肝肾阴虚，津液不足，虚火上炎
- 脉细弱或虚弦—肝肾阴虚
- 疝气瘕聚—肝脉郁滞，久而为病

→ 肝肾阴虚　肝气郁滞

方解：

滋阴疏肝：
- 君　生地黄—滋阴养血，补益肝肾
- 臣　北沙参、麦门冬、当归、枸杞子—益阴养血而柔肝，配合君药以补肝体，育阴而潜阳
- 佐　川楝子—疏肝泄热，理气止痛，遂肝木条达之性，该药虽苦寒，但与大量甘寒滋阴养血药配伍，无苦燥伤阴之弊

表 1－37　一贯煎与逍遥散比较

方名	相同	不同			
		组成	病因病机	功用	主治
逍遥散	①均含当归。②均能疏肝理气。③均治肝郁不舒之胁痛	甘草、茯苓、芍药、白术、柴胡、生姜、薄荷	情志所伤，肝郁血虚脾弱	疏肝解郁，养血健脾	肝郁血虚脾弱证。症见两胁作痛，头痛目眩，口燥咽干，神疲食少或往来寒热，或月经不调，乳房胀痛，脉弦而虚者
一贯煎		北沙参、麦冬、生地、枸杞子、川楝子	肝肾阴亏，肝气不舒，气滞而郁	滋阴疏肝	肝肾阴虚，肝气不舒证。症见胸脘胁痛，吞酸吐苦，咽干口燥，舌红少津，脉虚弦或细弱，亦治疝气，瘕瘕结聚

石斛夜光丸(《原机启微》)

歌诀： 石斛夜光枳膝芎，二地二冬杞丝苁；
青葙草决犀羚角，参味连苓蒺草风；
再与杏菊山药配，养阴明目第一功。

趣记： 黄牛白兔两地居，两冬未知岂相需；
羚羊从容传佳讯，西风古草石人娱。

对照： 黄牛白菟"两地"菊，"两冬"味枳杞葙一；
羚羊苁蓉川— —，犀风—草石仁—。

注： "两地"指生地，熟地；
"两冬"指天冬，麦冬。

证治分析：

肝肾不足 阴虚火旺 ｛瞳神散大，视物昏花，羞明流泪，头目眩晕，内障｝ → ｛肝肾不足，精血亏虚，不能上注于目，阴虚火扰｝ → 肝肾不足 阴虚火旺

方解：

- 平肝熄风 滋阴明目
  - 君
    - 天冬、麦冬、生地、熟地、五味子、石斛 —— 生津养血
  - 臣
    - 菟丝子、枸杞子、牛膝、肉苁蓉 —— 滋阴补肾
  - 佐
    - 枳壳、川芎、防风、草决明、菊花、杏仁、白蒺藜、青葙子 —— 疏风清热
    - 黄连、犀角、羚羊角—平肝泻心凉血

肾气丸(《金匮要略》)

歌诀: 金匮肾气治肾虚,熟地淮药及山萸;
丹皮苓泽加桂附,引火归原热下趋。

趣记: 肾气六位家富贵。

对照: 肾气"六味"加附桂。

证治分析:

肾阳不足证:
- 腰痛脚软,身半下常有冷感、少腹拘急——肾阳不足,不能温煦下焦
- 或阳痿—阳虚鼓动无力
- 小便不利—阳虚不能化气行水
- 或小便数多或早泄—阳虚失摄,肾关不固
- 舌质淡而胖,脉虚弱或沉细——肾阳不足之体征
- 痰饮、水肿—肾阳不足,不能蒸津化液,水饮内停
- 脚气、转胞—水湿下注
- 消渴—肾阳虚不能蒸津化液,津不上奉

——肾阳不足

方解:

补肾助阳:
- 君:干地黄—滋阴填精补肾
- 臣:
  - 山茱萸、山药—补肝脾而益精血以助补肾阴,与干地黄合用以求阴升阳长,阴旺而阳复为阴中求阳之意
  - 附子、桂枝——温补肾中阳气,量少乃取微微生火以生发肾气,使肾阴转化为肾阳
- 佐使:
  - 泽泻、茯苓—利水渗湿以利温补药发挥作用
  - 丹皮—清泄肝火
  - ——此三药为补中寓泻,使邪去则补乃得其力并防滋阴药之滞腻

注: "六味"即六味地黄丸。

表 1-38 肾气丸类方

<table>
<tr><th rowspan="2">方名</th><th rowspan="2">相同</th><th colspan="3">不同</th></tr>
<tr><th>组成</th><th>功用</th><th>主治</th></tr>
<tr><td>加味肾气丸</td><td rowspan="2">①均含肾气丸。②均有温补肾阳之功。③均治肾阳虚之证</td><td>肾气丸加牛膝、车前子</td><td>温肾利水消肿</td><td>肾阳虚水肿，腰重脚肿，小便不利</td></tr>
<tr><td>十补丸</td><td>肾气丸加鹿茸、五味子</td><td>温肾壮阳，补养精髓</td><td>肾阳虚损，精血不足证。症见面色黧黑，足凉足肿，耳鸣耳聋，肢体羸瘦，足膝软弱，小便不利，腰脊疼痛</td></tr>
</table>

右归丸(《景岳全书》)

歌诀： 右归丸中地附归，山药茱萸菟丝桂；
杜仲鹿胶枸杞子，益火之源此方魁。

趣记： 狗兔鹿归富山中，要熟鱼肉吃。

对照： 枸菟鹿归附一中，药熟萸肉一。

证治分析：

肾阳不足 命门火衰证：
- 腰膝软弱，气衰神疲，畏寒肢冷 — 肾阳不足，命门火衰，不能温煦
- 或饮食减少，大便不实 — 火不生土，影响脾胃运化与受纳
- 阳痿遗精，阳衰无子或小便自遗 — 阳虚火衰，封藏失职，精关不固
- 舌淡苔白，脉沉迟—阳虚火衰之体征

（以上合为：肾阳不足，命门火衰）

方解：

温补肾阳 填精益髓：
- 君：附子、肉桂、鹿角胶—补肾中之阳，温里祛寒
- 臣：
  - 熟地、山萸、枸杞、山药 — 滋阴益肾，养肝补脾，填精补髓
- 佐：
  - 菟丝子、杜仲—补肝肾，强腰膝
  - 当归—养血和血，与补肾药伍用，补养精血

表 1-39　右归丸与肾气丸比较

<table>
<tr><th rowspan="2">方名</th><th rowspan="2">相　同</th><th colspan="3">不　同</th></tr>
<tr><th>组成</th><th>功　用</th><th>主　治</th></tr>
<tr><td>右归丸</td><td rowspan="2">①均以地黄、山萸、山药滋补肾阴，附子温壮肾阳。②均有温补肾阳之功。③均治肾阳不足所致畏寒肢冷，阳痿遗精，小便自遗，或腰膝酸软者</td><td>杜仲、枸杞、当归、鹿胶、菟丝、肉桂</td><td>温补肾阳，填精补血，但补阳药量大，且纯补无泻</td><td>元阳不足，命门火衰，阳虚较甚者，同时当见有气衰神疲，或阳衰无子，或完谷不化</td></tr>
<tr><td>肾气丸</td><td>桂枝、泽泻、丹皮、茯苓</td><td>温补肾阳但补阳药量少且补中有泻</td><td>肾阳不足不能温煦，及不能化气行水者。多兼有小便不利，以及脚气转胞，痰饮，消渴等</td></tr>
</table>

地黄饮子(《黄帝素问宣明论方》)

歌诀： 地黄饮子山茱斛，麦味菖蒲远志茯；
苁蓉桂附巴戟天，少入薄荷姜枣服。

趣记： 贵妇从远东赴沪，尝巴鱼是何味的。

对照： 桂附苁远冬茯斛，草巴萸一荷味地。

证治分析：

喑痱证：
- 舌强不能言——少阴肾脉挟咽系舌本，肾虚精气不能上承，痰浊上泛，堵塞窍道
- 足废不能用—下元虚衰，则筋骨不坚，痿软无力
- 口干不欲饮—虚火上炎，痰浊上逆
- 足冷面赤—下元虚衰，虚阳上浮
- 脉沉细弱—下元虚衰之体征

（以上总归：下元虚衰，痰浊上逆；虚阳上浮，阻塞窍道）

方解：

滋肾阴 补肾阳 开窍化痰：
- 君：熟地、山萸—补肾填精；肉苁蓉、巴戟天—温壮肾阳
- 臣：附子、肉桂—温养下元，摄纳浮阳，引火归原；石斛、麦冬、五味子—滋阴敛液，壮水以济火
- 佐：石菖蒲、远志、茯苓—开窍化痰，交通心肾；薄荷—疏郁轻清，上行利咽
- 使：生姜、大枣—和中调药

龟鹿二仙胶(《医便》)

歌诀： 龟鹿二仙最守真，补人三宝精气神；
人参枸杞和龟鹿，益寿延年实可珍。

趣记： 二仙人骑鹿归。

对照： 二仙人杞鹿归。

证治分析：

真元虚损 精血不足证
- 全身瘦削—先天肾精不足，后天脾胃失养，致阴阳精血不足，肌体失养
- 阳痿遗精，腰膝酸软，久不孕育—肾精不足，真元虚损，肾虚不固
- 两目昏花—精血不足，不能上荣于目

→ 真元虚损 精血不足

方解：

滋阴填精 益气壮阳
- 君
  - 鹿角胶—善于温肾壮阳，填精补血
  - 龟版胶—长于填精补髓，滋阴养血
  - → 峻补阴阳，以生气血精髓
- 臣
  - 人参—补后天脾胃之中气，以增强化生气血之源
  - 枸杞—益肝肾、补精血，以助龟、鹿之功

七宝美髯丹(《本草纲目》引《积善堂方》)

歌诀： 七宝美髯归首乌，菟丝牛膝茯苓俱；
骨脂枸杞当归合，专益肝肾精血虚。

趣记： 兔当何故欺负牛。

对照： 菟当何故杞茯牛。

证治分析：

肝肾精血不足证：
- 须发早白，脱发，牙齿动摇——发为血之余，齿为骨之余，肝肾精血不足，荣养失职
- 腰膝酸软——腰为肾之府，膝为筋之会，肝肾不足，腰膝失养
- 梦遗滑精，肾虚不育——肝肾不足，肾关不固，精少不育

——肝肾精血不足

方解：

补益肝肾 乌发壮骨：
- **君** (赤、白)何首乌—补肝肾，益精血，乌须发，壮筋骨
- **臣** 枸杞子、菟丝子—补肾益精，养肝补血
- **佐**
  - 当归—补血养肝
  - 牛膝—补肝肾，坚筋骨，活血脉
  - 补骨脂—补肾壮阳，固精止遗
  - (赤、白)茯苓—补脾肾，渗湿浊

牡蛎散(《太平惠民和剂局方》)

歌诀： 牡蛎散内用黄芪，小麦麻黄根最宜；
自汗阳虚或盗汗，固表敛阴止汗奇。

趣记： 骑马卖牡蛎。

对照： 芪麻麦牡蛎。

证治分析：

体虚自汗盗汗证：
- 身常自汗—阳虚不能卫外，阴不内守
- 夜卧尤甚，久而不止——心阴受损，阴虚不能敛阳内守，心阳不潜则心阴外泄
- 心悸惊惕，短气烦倦，舌淡脉细弱——汗出久不止，耗损心之气阴，虚火内扰，心失所养

→ 阳虚不能卫外，阴虚不能敛阳 → 心阳外越，心阴外泄

方解：

益气固表 敛阴止汗：
- 君　牡蛎—敛阴潜阳，固涩止汗
- 臣　黄芪—益气实卫，固表止汗
- 佐　麻黄根—功专止汗
- 使　小麦—益心气养心阴，退虚热而除烦

表 1－40 止汗方剂比较

方名	相同	不同
玉屏风散	①均有益气固表止汗作用。②均治疗表虚不固的汗出之证	本方益气固表之力强，且能御风邪。治疗气虚卫外不固的自汗证，或虚人汗出腠理不固，易于感冒者
牡蛎散		本方止汗之力强，且有敛阴潜阳之力。主治阳虚自汗损阴，心阳不潜，心阴随之外泄的盗汗证，多伴有心悸惊惕，短气烦倦
当归六黄汤		本方以滋阴泻火为主，与牡蛎散均治盗汗，但本方治阴虚火旺，阴不内守，表虚不固的盗汗证。多伴有发热，心烦，唇燥，大便干，小便黄赤

九仙散(《卫生宝鉴》)

歌诀： 九仙散用乌梅参，桔梗桑皮粟壳君；
贝母款冬胶五味，敛肺止咳益气阴。

趣记： 乌梅丧母无人管，应叫“九仙”去借款。

对照： 乌梅桑母五人一，罂胶九仙一桔款。

证治分析：

久咳肺虚证：
- 久咳不已，咳甚则气喘——久咳不已，肺气虚损，肺失肃降
- 自汗—肺主皮毛，肺气虚则卫外不固
- 痰少而黏—肺阴亏损，虚热炼液成痰
- 脉象虚数—肺气阴两伤之象

（以上）久咳肺虚 气阴两伤

方解：

敛肺止咳益气养阴：
- 君　罂粟壳—酸涩，善能敛肺止咳
- 臣　五味子、乌梅——酸涩，收敛肺气，加强敛肺止咳之效
- 佐
  - 人参—补益肺气
  - 阿胶—滋养肺阴
  - 款冬花、桑白皮—降气化痰，止咳平喘
  - 贝母—清肺止咳化痰。
- 使　桔梗—宣肺祛痰，载药力上行

注：“九仙”即方名。

真人养脏汤(《太平惠民和剂局方》)

歌诀： 真人养脏木香诃，粟壳当归肉蔻合；
术芍桂参甘草供，脱肛久痢服之瘥。

趣记： 穆桂英，当草寇要人，可诛！

对照： 木桂罂，当草蔻药人，诃术！

证治分析：

久泻久痢 脾肾虚寒
- 泻痢无度、滑脱不禁——久泻久痢，积滞虽去而脾胃损伤，肠失固涩
- 甚至脱肛坠下——脾虚不足，中气下陷
- 脐腹疼痛，不思饮食——脾肾虚寒，健运失司
- 舌淡苔白脉迟细——脾虚有寒之体征

（脾肾虚寒或脾胃损伤 肠失固涩）

方解：

涩肠止泻 温补脾肾
- 君 罂粟壳——涩肠止泻
- 臣 肉豆蔻、诃子——暖脾温中，涩肠止泻
- 佐
  - 人参、白术——益气健脾；当归、白芍药——养血和血——以补耗伤之气血，白芍药且治下痢腹痛
  - 肉桂——温补脾肾，消散阴寒
  - 木香——理气醒脾，使补涩不壅滞气机
- 使 炙甘草——调和诸药，合参、术益气，合芍药缓急止痛

四神丸(《内科摘要》)

歌诀： 四神故纸吴茱萸，肉蔻姜枣五味须；
固肠止泻暖脾肾，五更肾泻火衰虞。

趣记： 四神将枣子肉喂鱼，治五更泻。

对照： 四神姜枣脂肉味萸，治五更泻。

证治分析：

脾肾阳虚肾泻证：
- 五更泄泻—肾阳虚衰，阳气当至而不至，阴气极而下行
- 不思饮食，食少不化—阳虚不温，火不生土
- 或腹痛肢冷—脾肾阳虚，寒自内生，阳虚不温
- 神疲乏力—阳虚气弱，神失所养
- 舌淡脉沉迟无力—脾肾虚寒之体征

→ 肾阳虚衰　脾失温煦　脾肾虚寒

方解：

温肾暖脾固肠止泻：
- 君　补骨脂—辛苦大温，善补命门之火，以温养脾土(壮火益土)
- 臣　肉豆蔻—温脾暖胃，涩肠止泻

（君、臣：温肾暖脾　固涩止泻）

- 佐
  - 五味子—固肾益气，涩精止泻
  - 吴茱萸—温暖肝脾肾，以散阴寒
- 使
  - 生姜—暖胃散寒
  - 大枣—补脾养胃

（生姜、大枣：调补脾胃）

表 1-41 治泄泻方剂比较

<table>
<tr><th>方剂</th><th colspan="4">比　　较</th></tr>
<tr><td>真人养脏汤</td><td rowspan="2">相同</td><td rowspan="2">①均有温补脾肾，涩肠止泻之功。②均治脾肾虚寒泄泻，不思饮食，腹痛</td><td rowspan="2">相异</td><td>温中补虚之力强，治疗久泻久痢，损伤脾阳波及肾阳，致脾肾虚寒，肠失固涩而致泻痢无度，滑脱不禁，甚者脱肛</td></tr>
<tr><td>四神丸</td><td>温肾力强，且能固肠止泻。治疗肾阳不足，命门火衰，脾肾虚寒泄泻，以五更泄为主，且伴有肢冷神疲乏力</td></tr>
<tr><td>痛泻要方</td><td>补脾泻肝</td><td colspan="3">治疗脾虚肝乘，土虚木旺之痛泻证。症见肠鸣腹痛，大便泄泻，泻后仍腹痛，舌苔薄白，脉两关不调，弦而缓</td></tr>
<tr><td>理中丸</td><td>温中祛寒补气健脾</td><td colspan="3">中焦虚寒，健运失司，升降失常所致的脾胃虚寒证。自利不渴，呕吐，脘腹疼痛喜温喜按，畏寒肢冷，腹满不欲饮食</td></tr>
<tr><td>四逆汤</td><td>回阳救逆</td><td colspan="3">少阴阳气衰微，阴寒内盛而致腹痛下利，且有四肢厥逆，畏寒倦卧，神疲欲寐</td></tr>
<tr><td>参苓白术散</td><td>益气健脾渗湿止泻</td><td colspan="3">脾虚湿自内生而致肠鸣泄泻，多伴有四肢乏力，形体消瘦，胸脘痞闷，面色萎黄，饮食不化，舌淡苔白，脉虚缓</td></tr>
<tr><td>六一散</td><td>祛暑利湿</td><td colspan="3">感受暑湿，湿阻于里，湿阻脾胃，膀胱气化不利。症见身热，小便不利，烦渴或泄泻</td></tr>
</table>

桃花汤(《伤寒论》)

歌诀：桃花汤中赤石脂，粳米干姜其色赤；

虚寒下痢便脓血，温中涩肠寒痢治。

趣记：桃花汤，吃净姜，温中止痢且涩肠。

对照：桃花汤，赤粳姜，温中止痢且涩肠。

证治分析：

- 虚寒痢疾
  - 下痢不止，便脓血，色暗不鲜 —— 寒邪阻滞，肠络受伤
  - 日久不愈，腹痛喜温、喜按，舌淡苔白，脉迟弱或微细 —— 少阴阳衰，阴寒在里
  - —— 阳虚阴寒内盛 —— 寒邪阻滞 伤及肠络

方解：

- 温中涩肠止痢
  - **君** 赤石脂—温涩固脱止泄痢，取本品一半为末冲服，收涩力更强
  - **臣** 干姜—温中散寒，助温中涩肠，止血止痢之功
  - **佐使** 粳米—养胃和中，助上药固肠胃

金锁固精丸(《医方集解》)

歌诀： 金锁固精芡莲须，龙骨蒺藜牡蛎俱；
莲粉糊丸盐汤下，补肾涩精滑遗去。

趣记： 连肉连须极力牵龙母。

对照： 莲肉莲须蒺藜芡龙牡。

证治分析：

肾虚不固 · 滑精证：
- 遗精滑泄：
  - 肾藏精，肾虚精亏，封藏失职
  - 精关不固
- 神疲乏力—阴精内亏，阳气虚弱(四肢酸软)
- 腰痛耳鸣—腰为肾府，肾开窍于耳，肾虚精亏，濡养失职
- 舌淡苔白，脉细弱—肾虚精亏之体征

→ 肾虚精亏　肾关不固

方解：

补肾涩精：
- 君　沙苑蒺藜—补肾固精，为治泄精虚劳之要药
- 臣　芡实、莲子肉—甘涩而平，益肾固精且补脾气，莲子肉并能交通心肾
- 佐
  - 煅龙骨、煅牡蛎—固涩止精
  - 莲须—尤为收敛固精之品
- 使　盐汤—引药入肾

桑螵蛸散(《本草衍义》)

歌诀: 桑螵蛸散治便数,参茯龙骨同龟壳;
菖蒲远志及当归,补肾宁心健忘却。

趣记: 神龙远飘,仆人归家。

对照: 神龙远螵,蒲人归甲。

证治分析:

心肾两虚遗尿证
- 小便频数、色如米泔或遗尿——肾虚气化不利,固摄无权,膀胱失约
- 滑精——肾虚封藏失职,精关不固
- 心神恍惚,健忘——心气不足及肾精不足,不能上通于心(心肾不交)
- 舌淡苔白,脉细弱——心肾两虚精气不足之体征

——心肾两虚,水火不济

方解:

调补心肾,涩精止遗
- 君:桑螵蛸—补肾固精止遗
- 臣:
  - 龙骨—收敛固涩且安心神,与桑螵蛸合用,固涩止遗之力强
  - 龟甲—滋养肾阴,补心阴与龙骨同用,益阴潜阳,安神之功著
- 佐:
  - 人参—大补元气
  - 茯神—宁心安神
  - 当归—补心血
  - 菖蒲—善开心窍
  - 远志—安神定志且通肾气,上达于心
  - (菖蒲、远志)合用以交通心肾

缩泉丸(《妇人良方》)

歌诀： 缩泉丸治小便频，膀胱虚寒遗尿斟；
乌药益智各等分，山药糊丸效如神。

趣记： 缩泉医治乌山。

对照： 缩泉益智乌山。

证治分析：

膀胱虚寒	失约证	小便频数或遗尿不止—肾气不足，膀胱虚寒失约	膀胱虚寒
		舌淡、脉沉弱—肾气不足、膀胱虚寒之体征	

方解：

温肾祛寒	缩尿止遗	**君**	益智仁—温补脾肾，固精气缩小便
		臣	乌药—理气散寒，止小便频数
		佐使	山药—健脾补肾，固涩精气

固冲汤(《医学衷中参西录》)

歌诀： 固冲汤用芪芍术，山萸海蛸倍龙牡；
茜棕健脾又摄血，肝肾两虚崩漏服。

趣记： 龙母骑猪潜海，要背棕榈喂鱼。

对照： 龙牡芪术茜海，药倍棕榈一萸。

证治分析：

脾肾亏虚冲脉不固证
- 血崩或月经过多，质稀色淡 —— 脾气虚弱，统摄无权，冲脉不固
- 心悸气短—脾虚气血不足，心失所养
- 腰膝酸软—肾主冲任，腰为肾之府
- 舌淡脉微弱—脾气虚弱之体征

（脾肾亏虚，冲脉不固）

方解：

益气健脾 固冲摄血
- 君　黄芪、白术—补气健脾，使气旺则统摄有权
- 臣　山萸肉、生白芍—补益肝肾，养血敛阴
- 佐
  - 煅龙骨、煅牡蛎、五倍子、棕榈炭 —— 收涩止血
  - 海蛸、茜草—化瘀止血，使血止而不留瘀

表 1－42 固冲汤与归脾汤比较

方名	相同	不同
固冲汤	① 均有益气健脾功用。② 均治脾气虚弱所致血崩，月经过多，伴色淡质稀、心悸气短者	本方以补气健脾药配合补益肝肾，养血敛阴药及大队收涩止血药组成。故本方还有固冲止血作用。主治脾气虚，冲脉不固月经过多证。多伴有腰膝酸软者
归脾汤		本方以补气健脾药合补血养心安神药组成，故本方且有补血养心之功。治疗心脾两虚，气血不足，脾不统血引起月经过多证。多伴有面色萎黄，食少体倦，心悸怔忡、健忘失眠者

固经丸(《丹溪心法》)

歌诀： 固经丸药龟板君，黄柏椿皮香附芩；
滋阴清热固经血，漏下崩中色黑殷。

趣记： 秦伯少妇归村。

对照： 芩柏芍附龟椿。

证治分析：

阴虚血热崩漏证
- 崩漏经行不止、或下血量过多——肝郁有热，阴虚火旺，损伤冲任，迫血妄行
- 血色深红或紫黑稠黏—血为热所蒸灼
- 手足心热—阴虚有热
- 腰膝酸软—肝肾阴虚
- 舌红脉弦数—阴虚内热之体征

——肝肾阴虚火旺——损伤冲任 迫血妄行

方解：

滋阴清热固经止血
- 君
  - 龟版—咸寒入阴分，益肾滋阴降火
  - 白芍—苦酸微寒，敛阴益血养肝
- 臣
  - 黄芩—清热止血
  - 黄柏—泻火坚阴
- 佐
  - 椿根皮—苦涩而凉，固经止血
  - 香附—调气活血，以防寒凉太过，血止留瘀

震灵丹(《太平惠民和剂局方》)

歌诀: 震灵丹用禹余粮,石脂石英没乳香;
代赭灵脂朱砂合,崩中漏下自然康。

趣记: 石英租石址,没想领粮食。

对照: 石英朱石脂,没香灵粮石。

证治分析:

冲任虚寒——瘀阻胞宫之崩漏:
- 出血不止,血色紫红或紫黑,挟有血块——冲任虚损,固摄无权,阴血不守;寒凝血滞或离经之血排出不尽,瘀阻胞宫,血不循经
- 小腹疼痛拒按—血瘀气滞,经脉不通
- 血块排出则痛减—血块排出,经脉暂通
- 舌紫暗或有瘀点,脉沉细弦——瘀血阻滞之象

——冲任虚寒,瘀血阻滞,血不归经

方解:

止血化瘀:
- 君
  - 赤石脂—甘酸涩温,收敛止血
  - 禹余粮—甘涩,固涩止血
- 臣
  - 代赭石—助二药止血
  - 紫石英—甘温,暖宫固冲
- 佐
  - 乳香、没药、五灵脂—辛温,活血祛瘀,行气止痛
  - 米糊为丸—养胃护中
  - 朱砂为衣—镇定心神,有助于生血之效
  - 醋汤送下—加强化瘀之功

易黄汤(《傅青主女科》)

歌诀: 易黄白果与芡实,车前黄柏薯蓣知;
能消带下粘稠秽,补肾清热又祛湿。

趣记: 易黄白车拉山石。

对照: 易黄白车一山实。

证治分析:

- 肾虚湿热 — 带下证
  - 带下色黄,其气腥秽 — 肾与任脉相通,肾虚有热气不化津反化为湿,湿热下注于前阴
  - 舌红、苔黄腻 — 虚热及湿热下注之体征
  - → 肾虚湿热下注 — 带脉失固

方解:

- 固肾止带 清热祛湿
  - 君 炒山药、炒芡实—补脾益肾,固涩止带
  - 臣 白果—收涩止带兼除湿热
  - 佐
    - 黄柏—清热燥湿
    - 车前—清热利湿

注: 本方重在补涩辅以清利,使肾虚得补,热清湿去。

朱砂安神丸(《医学发明》)

歌诀： 东垣朱砂草归连，清心泻火地黄研；
烦乱懊侬神不静，怔忡失眠奏凯旋。

趣记： 老朱当皇帝。

对照： 老朱当黄地。

证治分析：

- 火心亢盛 阴血不足证
  - 心神烦乱，失眠多梦，怔忡惊悸 — 心火亢盛，灼伤阴血，心失所养
  - 胸中懊侬—心居胸中，心火亢盛，心火内动
  - 舌红脉细数—心火偏亢，阴血被灼之体征
  - → 心火偏亢 阴血不足

方解：

- 镇心安神 清热养血
  - 君 朱砂—质重性寒，入心，重可镇怯，寒能清热
  - 臣 黄连—苦寒，清心泻火，助君药清心安神
  - 佐
    - 生地—甘寒，滋阴清热
    - 当归—甘辛苦温，补养心血
    - （二药）合用以补阴血之不足
  - 使 甘草—和中调药

磁朱丸(《备急千金要方》)

歌诀： 磁朱丸中神曲需，益阴潜阳心肾虞；
耳鸣耳聋目昏花，心肾相交诸症祛。

趣记： 吃猪丸喝神曲酒。

对照： 磁朱——神曲—。

证治分析：

心肾不交失眠证：
- 视物昏花——肾阴不足，精气不能上行于目
- 耳鸣耳聋—肾阴不能上贯于耳
- 心悸失眠——阴虚阳浮，心阳不潜，心神不宁
- 癫痫—甚则神乱

→ 肾阴不足　心阳偏亢　心肾不交

方解：

益阴明目　重镇安神：
- 君　磁石—辛寒入肾，滋阴潜阳，重镇安神
- 臣　朱砂—甘寒入心，清心降火，重镇安神，两药合用能滋阴潜阳，水火互济
- 佐　神曲—健脾和胃，助金石药之运化，防重镇伤胃

珍珠母丸(《普济本事方》)

歌诀： 珍珠母丸归地参，犀沉龙齿柏枣仁；
朱砂为衣茯神入，镇心潜阳又宁神。

趣记： 二人想吃珍珠，当领熟人杀犀牛。

对照： “二仁”香齿珍珠，当苓熟人砂犀一。

证治分析：

阳亢血虚不足之神志不宁证
- 头目眩晕——肝阳偏亢，化风上扰，阴血亏虚不能上养头目
- 入夜少寐，时而惊悸——心阳偏亢，血不养心，阳浮则神失藏守
- 脉细弦—阴血亏虚，心肝阳亢之体征

——阳气偏亢，阴血偏虚，神志不宁

方解：

镇心安神，平肝潜阳，滋阴养血
- 君　珍珠母、龙齿—平肝潜阳，镇心安神
- 臣
  - 人　参、当　归、熟　地——养血滋阴，益气生血
  - 酸枣仁、柏子仁、茯　神——安神定志，宁心入寐
- 佐
  - 犀角—加强镇惊之力，兼清亢阳有余之热
  - 沉香—摄纳浮阳
- 佐使　辰砂、金银、薄荷——增强平肝镇惊安神之力

注： “二仁”指酸枣仁、柏子仁。

天王补心丹(《摄生秘剖》)

歌诀： 天王补心柏枣仁，二冬生地与茯苓；
三参桔梗朱砂味，远志归身共养神。

趣记： 三婶早搏两冬天，当地皆令住五院。

对照： 三参枣柏两冬天，当地桔苓朱五远。

证治分析：

阴虚血少神志不安证：
- 虚烦失眠—心肾阴亏血少，虚火扰心，
- 心悸神疲—阴血不足，心失所养
- 梦遗—阴水不足，相火妄动
- 健忘—阴亏脑髓不充
- 手足心热—阴虚内热
- 口舌生疮舌红少苔脉细数—心肾阴亏，虚火上炎，舌为心之苗

→ 心肾不足，阴亏血少，虚火扰心

方解：

滋阴清热养血安神：
- 君　生地—滋阴养血
- 臣
  - 天冬、麦冬—滋阴清热
  - 枣仁、柏仁—养心安神
  - 当归—补血润燥
- 佐
  - 人参—补气，气旺则阴血生，且能宁心益智
  - 五味子—益气敛阴，助补气生阴之力
  - 茯苓、远志—养心安神，交通心肾
  - 玄参—滋阴降火，以制上炎虚火
  - 丹参—清心活血，使补而不留瘀，滋而不滞气
  - 朱砂—镇心安神，以治其标，引药入心
- 使　桔梗—载药上行

酸枣仁汤(《金匮要略》)

歌诀： 酸枣仁汤治失眠，川芎知草茯苓煎；
肝血不足心烦乱，养血除烦神自安。

趣记： 令母熊找草。

对照： 苓母芎枣草。

证治分析：

肝血不足 虚热内扰证
- 虚烦不安—肝血不足，虚热内扰
- 失眠，心悸 } 肝血不足，魂不守舍，心失所养
- 头目眩晕—血虚肝旺，阴不敛阳，上扰清窍
- 咽干口燥—阴血虚，虚火上炎
- 舌红脉弦细—肝血虚有热之体征

} 肝血不足 阴虚内热

方解：

养血安神 清热除烦
- 君　酸枣仁—酸平入心肝经，能养肝血，宁心安神
- 臣　{茯苓—宁心安神；知母—滋阴清热} 助君药安神除烦
- 佐　川芎　调畅气机，疏达肝气，与君药酸收辛散并用，相反相成，以养血调肝
- 使　生甘草—和中缓急，调和诸药

甘麦大枣汤(《金匮要略》)

歌诀: 金匮甘麦大枣汤,心虚肝郁脏躁方;
精神恍惚悲欲哭,养心安神效力彰。

趣记: 小妹找国老治脏躁。

对照: 小麦枣甘草治脏躁。

证治分析:

心虚肝郁 脏躁证
- 精神恍惚,睡眠不安,心中烦乱——心阴不足,心神失养
- 悲伤欲哭不能自主,甚则言行失常,呵欠频作——肝气失和 疏泄失常
- 舌淡红苔少,脉细微数—心阴不足之体征

——心阴受损 肝气失和

方解:

养心安神 和中缓急
- **君** 小麦—甘凉之品,养肝补心,除烦安神
- **臣** 甘草—甘平补养心气,和中缓急
- **佐** 大枣—甘温质润,益气和中,润燥缓急

表 1－43　心悸失眠方比较

方名	病因病机	病　证	功　用
朱砂安神丸	心火偏亢，阴血不足，心失所养	心神烦乱，失眠多梦，心悸怔忡，胸中懊侬，舌红，脉细数	镇心安神，泻火养阴
天王补心丹	心肾不足，阴亏血少，虚火扰心	虚烦失眠，心悸神疲，梦遗健忘，手足心热，口舌生疮，舌红，少苔，脉细数	滋阴养血，补心安神
酸枣仁汤	肝血不足，阴虚内热，魂不守舍	虚劳虚烦不得眠，心悸盗汗，头目眩晕，舌红，脉弦细	养血安神，清热除烦
归脾汤	心脾两虚，气血不足，心失所养	心悸怔忡，健忘失眠，虚热，面色萎黄，食少体倦，舌淡苔薄白，脉细弱，或有脾不统血出血证	益气补血，健脾养心
温胆汤	胆胃不和，痰热内扰	胆怯易惊，虚烦不宁，失眠多梦，呕吐呃逆	理气化痰，利胆和胃
磁朱丸	肾阴不足，心阳偏亢，心肾不交	心悸，失眠，视物昏花，耳鸣耳聋	重镇安神，滋阴明目
甘麦大枣汤	忧思太过，心阴受损，肝气失和	精神恍惚，悲伤欲哭，心中烦乱，睡眠不安，舌淡红，脉细数	养心安神，和中缓急

交泰丸(《韩氏医通》)

歌诀：心肾不济交泰丸，一份桂心十份连；
怔忡不寐心阳亢，心肾交时自可安。

趣记：黄肉贵。

对照：黄肉桂。

证治分析：

水不济火 心火偏亢证
- 怔忡不宁，
- 夜寐不安，
- 口舌生疮

→ 肾失气化之常，肾水不能上济，阳无阴制，心火偏亢

→ 水不济火 心火偏亢 心肾不交

方解：

交通心肾
- **君** 黄连—大苦大寒，主入心经，擅泻心火，生用且用量独重，意在清心，降火，除烦
- **佐使** 肉桂—辛甘大热，主入肾经，性主下行，引火归原，化气生津，用量为黄连的十分之一，既制约黄连苦寒伤阴之性，又无助火之弊

黄连阿胶汤(《伤寒论》)

歌诀： 黄连阿胶鸡子黄，黄芩白芍合成方；
水亏火炽烦不眠，滋阴降火自然康。

趣记： 黄嫂勤咬鸡子黄。

对照： 黄芍芩胶鸡子黄。

证治分析：

阴虚火旺 心肾不交之失眠证
- 心烦失眠—肾水亏于下，心火亢于上，心肾不交，水火失济
- 口燥咽干，腰膝酸软，或遗精，舌红，脉细数—阴虚火旺之象

} 心肾不交

方解：

滋阴降火 除烦安神
- 君
  - 黄连—味苦性寒，直折心火
  - 阿胶—甘平，滋阴润燥，二药配伍，滋阴补肾，清心降火
- 臣
  - 白芍—酸寒，养血敛阴，配黄连则泄火而不伤阴，敛阴而不碍邪；配阿胶则益水之力更强
  - 黄芩—清热泄火
- 佐 鸡子黄—养心安中，与阿胶配伍以增强滋阴养血之力

安宫牛黄丸(《温病条辨》)

歌诀: 安宫牛黄开窍方,芩连栀郁朱雄黄;
犀角珍珠冰麝箔,热闭心包功效良。

趣记: 牛主席设想,让兵勤炼黄金珠子。

对照: 牛朱犀麝香,一冰芩连黄金珠栀。

证治分析:

邪热内陷心包证
- 高热—温热病邪从热化
- 神昏谵语、烦躁不安—热邪炽盛,内陷心包,扰及神明,或痰热蒙蔽心窍
- 口干舌燥、痰涎壅盛—里热炽盛,灼津成痰,或素有痰浊
- 舌红或绛脉数—邪热内陷心包,舌为心之苗
- 中风昏迷,小儿惊厥—邪热内闭

}热邪内陷心包 或痰热蒙蔽心窍

方解:

清热解毒 开窍醒神
- 君
  - 牛黄—清心解毒,熄风定惊,豁痰开窍
  - 麝香—通行十二经,长于开窍醒神
- 臣
  - 犀角—清心凉血解毒
  - 黄芩、黄连、山栀—清热泻火解毒,助牛黄清心包之火
  - 冰片、郁金—芳香辟秽,通窍开闭,助开窍醒神
- 佐
  - 朱砂、珍珠、金箔—镇心安神,除烦燥不安
  - 雄黄—助牛黄豁痰解毒
- 使 蜂蜜—和胃调中

紫　　雪(《外台秘要》)

歌诀： 紫雪犀羚朱朴硝，硝磁寒水滑石膏；
丁沉木麝升玄草，热陷痉厥服之消。

趣记： 老黄买四箱生猪，报销伍拾元两角。

对照： 老黄—"四香"升朱，一硝"五石"元"两角"。

证治分析：

温热病热闭心包及热盛动风证
- 高热—温热病邪从热化
- 神昏谵语、烦躁不安—热邪炽盛，内陷心包，扰及心神
- 痉厥—热极生风
- 斑疹吐衄—温邪热毒，充斥内外，迫血妄行
- 口渴引饮、唇焦齿燥、便秘尿赤—热盛伤津
- 舌红绛苔干黄、脉数有力或弦—热邪内陷心包动风之体征
- 小儿惊厥—热极动风

——热邪内陷心包，热盛动风

方解：

清热开窍，熄风止痉
- 君
  - 犀角—善清心热，凉血解毒
  - 羚羊角—长于凉肝熄风止痉
  - 麝香—开窍醒神
  - （清心凉肝，开窍熄风）
- 臣
  - 生石膏、滑石、寒水石—大寒清热
  - 玄参—清热养阴生津；升麻—清热透邪（清热解毒）
  - 木香、丁香、沉香—行气通窍，助开窍醒神
- 佐
  - 朱砂—清心解毒；磁石—潜镇肝阳（重镇安神）
  - 芒硝、硝石—泄热散结，使热从下泄
- 使　甘草—益气安中，调和诸药

注　"四香"即木香、丁香、沉香、麝香；"五石"即石膏、滑石、寒水石、磁石、硝石；"两角"即犀牛角、羚羊角。

至宝丹(《太平惠民和剂局方》)

歌诀： 至宝朱砂麝息香，雄黄犀角与牛黄；
金银二箔兼龙脑，琥珀应同玳瑁良。

趣记： 雄牛黄角带金银，安喜杀虎放冰箱。

对照： 雄牛黄角玳金银，安息砂琥一冰香。

证治分析：

痰热内闭 心包证
- 身热烦躁、神昏谵语——热邪内陷，扰及神明，或痰热内闭心包
- 痰盛气粗—痰浊阻塞气道
- 舌红，苔黄垢而腻，脉滑数—痰热为患之体征
- 及中风、中暑、小儿惊厥—痰热内闭者

——邪热亢盛 痰浊内闭

方解：

化浊开窍 清热解毒
- 君　犀角、麝香—清热开窍
- 臣
  - 冰片、安息香—芳香开窍，辟秽化浊
  - 牛黄、玳瑁—清热解毒，牛黄又能豁痰开窍，熄风定惊，与犀角合用增强清热凉血解毒之功
- 佐
  - 朱砂、琥珀—镇心安神
  - 金箔、银箔—加强重镇安神之力
  - 雄黄—豁痰解毒

表 1－44　凉开“三宝”比较

方名	相同	不同	
		功用	主治
安宫牛黄丸	①均有清热解毒，开窍醒神之功。②均治温邪热毒内陷心包。症见高热神昏谵语，甚至痉厥之热闭证	本方最凉，长于清热解毒，兼能豁痰开窍	治邪热内陷心包或痰热壅闭心窍而引起的高热烦躁，神昏谵语，小儿惊厥属邪热内闭者
紫雪		本方凉性次之，但镇痉熄风之力优，且能安神	治热邪内陷心包，热盛动风者。多见有惊厥，口渴唇焦，尿赤便闭，小儿惊厥因热盛动风者
至宝丹		本方凉性又次之，但化浊开窍之力甚优	治痰热内闭心包者。多伴有痰盛气粗，苔黄腻，脉滑数，及中风中暑、小儿惊厥痰热内闭者

行军散(《霍乱论》)

歌诀: 诸葛行军痧胀方,珍珠冰麝牛雄黄;
硼硝金箔共研末,窍闭神昏服之康。

趣记: 雄牛射珍珠,拾到金沙片。

对照: 雄牛麝珍珠,石一金砂片。

证治分析:

暑秽证:
- 吐泻腹痛,烦闷欲绝 → 中焦气机逆乱,清浊相干,升降失常
- 头目昏晕,不省人事 → 暑热与秽浊之气蒙蔽清窍
- 并治口疮咽痛
- 点目去风热障翳
- 搐鼻可避时疫之气

→ 暑热与秽浊之气 → 蒙蔽神明

方解:

清热开窍 辟秽解毒:
- 君 麝香一芳香开窍,行气辟秽,善于止痛
- 臣 牛黄一清心解毒,豁痰化浊
  冰片一与麝香同用,加强开窍止痛之功
- 佐
  - 硝石一泻热破结
  - 硼砂一清热解毒
  - 雄黄一辟秽解毒
  - 珍珠、飞金一重镇安神

苏合香丸(《太平惠民和剂局方》)

歌诀： 苏合香丸麝息香，木丁朱乳荜檀襄；
犀冰术诃沉香附，中恶急救莫彷徨。

趣记： 傻朱熹久想没罢课。

对照： 砂术犀"九香"梅茇诃。

证治分析：

寒闭证：
- 突然昏倒，牙关紧闭，不省人事——寒邪或秽浊使气郁闭阻，蒙蔽清窍扰乱神明
- 苔白脉迟—寒邪为患之体征
- 心腹卒痛甚则昏厥——中寒气郁不通，甚则气血逆乱
- 亦治中风，中气及感受时行瘴疠之气见有上述症状者

——寒气蒙邪郁蔽痰闭清浊阻窍

方解：

芳香开窍　行气止痛
- 君　苏合香、麝香、冰片、安息香—芳香开窍
- 臣　木香、檀香、沉香、乳香、丁香、香附——行气解郁，散寒止痛，辟秽化浊，活血化瘀
- 佐
  - 荜茇—温中散寒，助散寒止痛开郁之功
  - 白术—补气健脾，燥湿化浊
  - 诃子—收涩敛气，与白术合用，以防辛香太过伤正气
  - 犀角—清心解毒
  - 朱砂—重镇安神

注："九香"即苏合香、麝香、安息香、木香、檀香、沉香、乳香、丁香、香附。

紫金锭(《片玉心书》)

歌诀： 紫金锭用麝朱雄，慈戟千金五倍同；
中暑时疫腹胀泄，化痰辟秽消肿痛。

趣记： 山姑杀雄鸡，千金想五子。

对照： 山姑砂雄戟，千金香五子。

证治分析：

- 中暑时疫（感受秽恶 痰浊之邪）
  - 脘腹胀闷、疼痛——感受秽恶痰浊，使胃肠气机闭塞
  - 恶心呕吐泄泻—升降失常
  - 小儿痰厥—痰浊内闭

方解：

- 化痰开窍辟秽 解毒消肿止痛
  - 君
    - 山慈姑—清热消肿，化痰散结解毒
    - 麝香—芳香开窍，行气止痛
  - 臣　千金子霜、红芽大戟—逐痰消肿
  - 佐
    - 五倍子—涩肠止泻
    - 雄黄—化痰辟秽解毒
    - 朱砂—重镇安神

越鞠丸(《丹溪心法》)

歌诀： 越鞠丸治六郁侵，气血痰火湿食困；
芎苍香附兼栀曲，气畅郁舒胸闷伸。

趣记： 越鞠神父治凶猪。

对照： 越鞠神附栀芎术。

证治分析：

气血痰火湿食诸郁证（气郁肝气不舒）
- 胸膈痞闷、脘腹胀痛——脾胃气滞，健运失司，湿郁痰郁，阻滞气机
- 或胸胁刺痛—肝藏血，气郁则血行不畅而致血瘀
- 饮食不消—食积内停、恶心呕吐—胃失和降——脾胃气滞
- 嗳腐吞酸—肝郁化火犯胃
- 苔白腻，脉弦—气郁肝气不舒之体征

方解：

行气解郁
- **君** 香附——行气解郁治气郁，气行则血行，气畅则痰火湿食诸郁自解
- **臣佐**
  - 苍术—燥湿运脾治湿郁
  - 川芎—活血祛瘀治血郁
  - 神曲—消食导滞治食郁
  - 山栀—清热泻火治火郁

枳实薤白桂枝汤(《金匮要略》)

歌诀：枳实薤白桂枝汤，厚蒌合治胸痹方；
胸阳不振痰气结，通阳散结下气强。

趣记：后楼摆柜子。

对照：厚蒌白桂枳。

证治分析：

胸阳不振痰气互结之胸痹：
- 胸满而痛，甚或胸痛彻背——胸阳不振，津液不布，聚而成痰，痰为阴邪，易阻气机，结于胸中
- 喘息咳唾，短气—痰浊阻滞，肺失宣降
- 气从胁下冲逆上攻心胸——胸阳不振，阴寒之气上逆
- 舌苔白腻，脉沉弦或紧——痰气互结之象

（胸阳不振、痰浊中阻——气结于胸）

方解：

通阳散结，祛痰下气：
- 君：
  - 瓜蒌—涤痰散结，开胸通痹
  - 薤白—通阳散结，化痰散寒
- 臣：
  - 枳实—下气破结，消痞除满
  - 厚朴—燥湿化痰，下气除满
- 佐：桂枝—通阳散寒，降逆平冲

柴胡疏肝散(《景岳全书》)

歌诀: 柴胡疏肝草陈皮,芍药枳壳香附齐;
行气解郁兼止痛,胁痛腹胀常太息。

趣记: 陈兄没柴草,想要纸壳烧。

对照: 陈芎一柴草,香一枳壳芍。

证治分析:

肝气郁滞证:
- 胁肋疼痛—肝郁血行不畅,经气不利
- 或寒热往来—肝气郁结,肝病及胆
- 脘腹胀满—肝郁犯脾,气滞不畅
- 脉　　弦—肝郁之体征

→ 肝气郁结　经脉不利

方解:

疏肝行气　活血止痛:
- 君　柴胡—疏肝解郁
- 臣
  - 香附—理气疏肝,助柴胡解肝郁
  - 川芎—行气活血止痛,助柴胡以解肝经之郁滞
  - → 增强行气止痛之功
- 佐
  - 陈皮、枳壳—理气行滞
  - 芍药、甘草—养血柔肝,缓急止痛
- 使　甘草—且能调和诸药

四磨汤(《济生方》)

歌诀： 四磨汤治七情侵，人参乌药沉香槟；
浓磨煎服调滞气，实者枳壳易人参。

趣记： 四磨人想要槟榔。

对照： 四磨人香要槟榔。

证治分析：

肝气郁结证
- 胸膈胀闷—肝气郁结，横逆胸膈
- 上气喘急—上犯于肺，肺气上逆
- 心下痞满，不思饮食—横逆犯胃，脾胃气滞

→ 肝气郁结　气滞气逆

方解：

行气降逆　宽胸散结
- **君**　乌药—行气疏肝以解郁
- **臣**
  - 沉香—下气降逆平喘
  - 槟榔—行气导滞除痞满
- **佐**　人参—益气扶正，以防行气而伤正，与沉香伍用，且有温肾纳气之功

瓜蒌薤白白酒汤(《金匮要略》)

歌诀：瓜蒌薤白白酒汤，胸痹胸闷痛难当；
喘息短气时咳喘，难卧仍加半夏良。

证治分析：

胸痹证：
- 胸中闷痛，甚至胸痛彻背——胸阳不振，津液不得输布，痰阻气机
- 喘息咳唾短气——痰浊内阻，肺失宣降
- 舌苔白腻，脉沉弦或紧——痰浊内阻，胸阳不振之体征

——胸阳不振，痰浊内阻

方解：

通阳散结，行气祛痰：
- 君　瓜蒌—理气宽胸，涤痰散结
- 臣　薤白—温通滑利，通阳散结，行气止痛
- 佐　白酒—行气活血，助薤白行气通阳

表 1-45 胸痹方比较

方名	相同	不同
瓜蒌薤白白酒汤	①均有瓜蒌、薤白。②均能通阳散结,行气祛痰。③均治胸阳不振,痰气内阻之胸痹证	本方组成中还有白酒,以通阳散结,行气祛痰为主,适用于胸痹而痰浊较轻者,以胸痛,喘息,短气,甚则胸痛彻背为主要表现
瓜蒌薤白半夏汤		本方中有白酒及半夏,其方祛痰散结之力较大,适用于胸痹而痰浊较盛者,以胸痛彻背,背痛彻胸,且不得安卧为主要表现
枳实薤白桂枝汤		本方中尚有枳实、桂枝、厚朴三味。善于下气降逆,消痞除满,适用于胸痹而气结较甚者,以胸中痞满,气从胁下上逆抢心为主要表现

半夏厚朴汤(《金匮要略》)

歌诀： 半夏厚朴气滞疏，茯苓生姜共紫苏；
加枣同煎名四七，痰凝气滞皆能除。

趣记： 梅核气生下后舒服。

对照： 梅核气生夏厚苏茯。

证治分析：

- 梅核气（肝气郁结，痰气交阻）
  - 咽中如有物阻，咯吐不出，吞咽不下——肺胃宣降失常，痰涎内生，痰气郁结于咽喉
  - 或咳—肺失宣降
  - 或呕—胃失和降
  - 胸膈满闷—肝气郁结，经气不疏
  - 苔白润脉弦滑—痰气郁结之体征

方解：

- 行气散结，降逆化痰
  - 君　半夏—化痰散结，降逆和胃
  - 臣　厚朴：行气开郁，下气除满，助半夏散结降逆
    - （半夏、厚朴）两药合用化痰滞，行气滞
  - 佐
    - 茯苓—渗湿健脾，助半夏化痰
    - 生姜—辛温散结，和胃止呕
  - 使　苏叶：芳香疏散，宣肺疏肝，助厚朴行气宽胸，宣通散结

海藻玉壶汤(《医宗金鉴》)

歌诀: 海藻玉壶带昆布,青陈归芎独活辅;

再益夏贝连翘草,消瘿散结应久服。

趣记: 活熊想归山,“二皮”“二海”连昆草。

对照: 活芎象归一,“二皮”“二海”连昆草。

证治分析:

石瘿证(肝脾不调 气滞痰凝)

- 颈部结块—肝脾不调,气滞痰凝,结于颈项
- 坚硬如石,推之不移,皮色不变—气滞血瘀,久之结聚不散

方解:

化痰软坚 消散瘿瘤

- **君** 海藻、昆布、海带—化痰软坚,为治瘿瘤之主药
- **臣**
  - 半夏—化痰散结
  - 青皮、陈皮—疏肝理气
  - 当归、川芎、独活—活血通经脉,与理气药配伍,使气行血活,促进瘿瘤的消散
- **佐** 象贝、连翘—散结消肿
- **使** 甘草—调和诸药

注:“二皮”即青皮、陈皮;“二海”即海带、海藻。

枳实消痞丸(《兰室秘藏》)

歌诀： 枳实消痞四君全，麦芽夏曲朴姜连；
脾虚气滞寒热证，消中有补两相兼。

趣记： 黄人押僵猪，林铺子瞎吵。

对照： 黄人芽姜术，苓朴枳夏草。

证治分析：

脾虚气滞寒热互结证
- 心下痞满——脾虚健运失司，气壅湿聚，寒热互结于心下
- 不思饮食、倦怠乏力——脾胃虚弱，健运失司，生化不足
- 大便失调—脾虚传导不利

（脾虚气滞湿壅，寒热互结）

方解：

消痞除满 健脾和胃
- 君 枳实—行气消痞除满
- 臣 厚朴—下气除满
  （君臣：增强行气消痞之功）
- 佐
  - 黄连—清热燥湿泻痞
  - 半夏—和胃散结除痞
  - 干姜—温中祛寒以助行气开痞除满之功
  （辛开苦降 调其寒热）
  - 麦芽—消食和胃
  - 参、苓、术、草—补中健脾，祛湿和中
- 使 甘草—兼调和诸药

表 1-46 枳实消痞丸与枳术汤、枳术丸比较

方名	相同点	不同点		
		组成	功用	主治
枳实消痞丸	① 均内含枳实、白术。② 均有消痞,健脾作用。③ 均可治疗心下痞满之证	还有厚朴、黄连、半夏、干姜、麦芽、人参、茯苓、甘草	行气消痞,健脾和胃,兼能平调寒热,重在行气消痞	治脾虚、气壅湿聚、寒热互结于心下所致心下痞满,伴不思饮食,倦怠乏力者
枳术汤		枳实重于白术	行气消痞,兼以健脾消重于补	治气滞水停,心下坚,大如盘,边如旋盘者
枳术丸		白术倍于枳实	健脾消痞,补重于消,以补为主	治脾虚气滞、食停之胸脘痞满,不思饮食者

厚朴温中汤(《内外伤辨惑论》)

歌诀: 厚朴温中陈草苓,干姜草蔻木香停;
煎服加姜治腹痛,寒湿胀满用皆灵。

趣记: 陈干豆腐炒生姜,香气扑鼻。

对照: 陈干豆茯草生姜,香一朴一。

证治分析:

脾胃寒湿气滞证
- 脘腹胀满或疼痛—寒凝湿阻,气机不畅
- 不思饮食—健运失常
- 四肢倦怠—寒湿困脾
  - (以上二项)脾胃为寒湿所伤
- 舌苔白腻脉沉弦—寒湿为患之体征

(以上总括)脾胃为寒湿所困,气机受阻

方解:

温中燥湿 行气除满
- 君 厚朴—辛苦温燥,辛散行气消胀,兼燥湿除满
- 臣 草豆蔻—辛温芳香温中散寒,燥湿运脾
- 佐使
  - 陈皮、木香—行气宽中助厚朴消胀除满
  - 干姜、生姜—温脾暖胃助散寒止痛
  - 茯苓、甘草—渗湿健脾和中

良附丸(《良方集腋》)

歌诀： 良附丸用醋香附，良姜酒洗加盐服；

米饮姜汁同调下，胸脘胁痛一并除。

证治分析：

肝郁寒凝证
- 胸脘胁痛—肝气郁滞
- 胃脘疼痛，畏寒喜热—胃有寒凝
- 以及妇女痛经—气滞寒凝，血行不畅

} 肝气郁滞 胃有寒凝

方解：

行气疏肝 祛寒止痛
- 君 高良姜—味辛大热，温中暖胃，散寒止痛
- 臣
  - 酒—增强散寒之力
  - 香附—疏肝开郁，行气止痛
- 佐使 醋—引药入肝，行气止痛

金铃子散(《素问病机气宜保命集》)

歌诀：金铃子散止痛方，玄胡酒调效更强；
疏肝泄热行气血，心腹胁肋痛经匡。

趣记：金铃子胡灵。

对照：金铃子胡一。

证治分析：

肝郁化火证
- 心胸胁肋诸痛或痛经，或疝气痛时发时止 —— 肝郁气滞疏泄失常血行不畅
- 口苦—气郁化火胆气上泛
- 舌红苔黄脉弦数—肝郁化火之体征

→ 肝郁气滞　气郁化火

方解：

疏肝泄热　活血止痛
- **君**　金铃子—苦寒之品行气疏肝，清泄肝火
- **臣佐**　延胡索—苦辛之品，行气活血止痛，以增强川楝子止痛之功

天台乌药散(《医学发明》)

歌诀: 天台乌药木茴香,良姜巴豆青槟榔;
川楝更助疏肝痛,寒疝腹痛是良方。

趣记: 天台五妖想练兵,回想把良将请。

对照: 天台乌药香楝槟,茴香巴良姜青。

证治分析:

肝经寒凝 气滞证
- 小肠疝气,少腹引控 / 睾丸而痛,偏坠肿胀 —— 肝经过阴器,循少腹,寒侵肝脉,经气不利,气滞不行
- 苔白脉弦—寒侵肝脉之体征
- 或少腹疼痛—肝寒气滞

—— 寒侵肝脉 气机阻滞

方解:

行气疏肝散寒止痛
- 君 乌药—行气疏肝,散寒止痛
- 臣
  - 青皮—疏肝理气
  - 木香—行气止痛
  - 小茴香—暖肝散寒
  - 良姜—散寒止痛
  - —— 助君药行气舒肝,散寒止痛
- 佐使
  - 槟榔—下气导滞,直达下焦而破坚
  - 川楝子—与巴豆同炒,去巴豆,既能增强行气散结之力,又制苦寒之性

橘核丸(《济生方》)

歌诀： 橘核丸是济生方，㿗疝顽痛正堪尝；
朴实延胡藻带昆，楝桂桃香木通匡。

趣记： 橘核串联贵铺造布袋，枳实讨厌想不通。

对照： 橘核川楝桂朴藻布带，枳实桃延香布通。

证治分析：

㿗疝证：
- 睾丸肿胀偏坠—寒湿留滞肝脉
- 或坚硬如石—久则气滞血瘀
- 或痛引脐腹—不通则痛

→ 寒湿留滞　气滞血瘀

方解：

行气止痛　软坚散结：
- 君　橘核—入肝行气，散结止痛，治疝要药
- 臣
  - 川楝子—行气止痛
  - 桃仁—活血散结消肿
  - 海藻、昆布、海带—软坚散结消肿胀

→（君、臣）行肝经气血之瘀滞，散结止痛

- 佐使
  - 延胡索—活血散瘀；行气止痛
  - 木香—行气散结
  - 厚朴—下气除满
  - 枳实—行气破坚
  - 肉桂—温肝肾散寒凝
  - 木通—通利血脉除湿

→（佐使）助行气活血　散寒除湿止痛

暖肝煎(《景岳全书》)

歌诀： 暖肝煎用杞茯归，茴沉乌姜和肉桂；
下焦虚寒疝气痛，温补肝肾显神威。

趣记： 生狗无肉，铃当响。

对照： 生枸乌肉，苓当“香”。

证治分析：

肝肾不足寒滞肝脉证
- 睾丸冷痛或小腹疼痛，畏寒喜暖——肝肾不足，寒客肝脉，气机郁滞
- 舌淡苔白，脉沉迟——肝肾虚寒之体征

——肝肾虚寒，气机阻滞

方解：

温补肝肾，行气止痛
- **君**
  - 肉桂—温肾暖肝，散寒止痛
  - 小茴香—暖肝散寒，理气止痛
- **臣**
  - 当归—养血补肝；枸杞—补养肝肾——补肝肾之不足
  - 乌药、沉香—行气散寒止痛
- **佐使**
  - 茯苓—渗湿健脾
  - 生姜—温散寒凝

注：“香”指沉香、茴香。

表 1－47 治疝诸方比较

方剂	相同	不同
橘核丸		本方能软坚散结，且能活血除湿。主治寒湿客于肝脉，气血郁滞之颓疝证。睾丸肿胀偏坠，或坚硬如石，或痛引脐腹
天台乌药散	①均有行气散结祛寒止痛作用。②均治因寒邪侵于肝脉而致睾丸疼痛或引小腹疼痛	本方散寒之力强，为行气疏肝散寒止痛。主治寒侵肝脉，气机阻滞，少腹引控睾丸而痛，偏坠肿胀者，为寒疝病
暖肝煎		本方温补肝肾之力强。主治肝肾不足，寒客肝脉，气机郁滞者。多伴有畏寒喜暖脉沉迟者

加味乌药汤(《济阴纲目》)

歌诀： 加味乌药汤砂仁，延草木香香附伦；
行气活血调经痛，经前胀痛效堪珍。

趣记： 湘江无人果糊香。

对照： 香姜乌仁国胡香。

证治分析：

肝郁气滞痛经证
- 月经前或月经时小腹胀痛——肝藏血，肝郁气滞，血行不畅
- 胀甚于痛—气滞血瘀
- 或连胸胁乳房胀痛——肝气郁结，经脉不利
- 舌淡苔薄白，脉弦紧——肝郁气滞之体征

→ 肝郁气滞，经行不畅

方解：

行气活血，调经止痛
- 君　香附—疏肝理气，调经止痛
- 臣
  - 乌药—辛散温通，助香附疏肝解郁，行气止痛
  - 延胡索—行气活血，调经止痛
- 佐
  - 木香、砂仁—行气止痛而消胀
  - 生姜—温胃散寒
- 使　甘草—缓急止痛，调和诸药

表 1－48 治胁痛诸方比较

方名	相同	不同
逍遥散	①均能疏肝解郁。②均治肝郁所致胁痛	且能健脾养血。主治肝郁血虚，脾虚胁痛。多伴口燥咽干，头目眩晕，神疲食少，脉弦而虚
一贯煎		以滋补肝肾之阴为主。主治肝肾阴虚，肝气横逆胁痛。多伴有吞酸吐苦，咽干口燥，舌红少津，脉细微
柴胡疏肝散		且能行气止痛。主治肝气郁结，血行不畅，经气不利胁痛证。多伴嗳气太息，脘腹胀满，脉弦
良附丸		且能散寒止痛。主治肝气郁滞、胃有寒凝胁痛证。多伴有胃脘疼痛，畏寒喜热
金铃子散		且能泻热活血。主治肝郁气滞，气郁化火胁痛。多伴有口苦、舌红、苔黄、脉弦数
加味乌药散		且能调经活血止痛。治肝郁气滞经行不畅之痛经，胀甚于痛，舌淡脉弦紧
左金丸	清泻肝火降逆止呕	治肝经火旺横逆犯胃胁痛证。多伴有吞酸嘈杂，口苦，苔黄，脉弦数
复元活血汤	活血祛瘀疏肝通络	治跌打损伤，恶血留于胁下，痛不可忍者

苏子降气汤(《太平惠民和剂局方》)

歌诀： 苏子降气橘半归，前胡桂朴草姜随；
上盛下虚痰嗽喘，或加沉香去肉桂。

趣记： 苏大官盛夏前后归国。

对照： 苏大官生夏前厚归国。

证治分析：

上盛下虚喘咳证（寒痰壅于肺，肾虚，肾不纳气）：
- 痰涎壅盛喘咳短气—寒痰壅于肺，肺失宣降
- 胸膈满闷—痰阻气滞
- 腰酸脚软—腰为肾之府，肾阳虚乏
- 肢体沉重、或肢体浮肿—肾阳虚不能化饮，外溢肌肤
- 舌苔白滑脉弦滑—寒痰壅肺之体征

方解：

降气平喘 祛痰止咳：
- 君　紫苏子—辛润之品，降气平喘
- 臣（三药共助苏子降气祛痰平喘，以治上盛）
  - 半夏—降逆祛痰
  - 厚朴—降气平喘，宽胸除满
  - 前胡—宣肺下气，祛痰止咳
- 佐
  - 肉桂—温补下元，纳气平喘
  - 当归
    - 治咳逆上气，又能养血润燥同肉桂
    - 温补下元而治下虚
  - 生姜、苏叶—宣肺散寒
- 使　甘草、大枣—和中调药

定喘汤(《摄生众妙方》)

歌诀: 定喘白果与麻黄,款冬半夏白皮桑;
杏苏黄芩兼甘草,表寒痰热哮喘尝。

趣记: 秦老用果子麻花拌杏仁霜。

对照: 芩老—果子麻花半杏仁桑。

证治分析:

风寒外束 痰热内蕴证
- 哮喘咳嗽,痰多气急——痰热内蕴,肺气壅闭,肺失宣降
- 痰稠色黄—郁而化热,痰热互结
- 微恶风寒—风寒外束
- 苔黄腻,脉滑数—痰热内蕴之体征

→ 风寒外束 痰热内蕴 肺失宣降

方解:

宣肺降气 清热化痰
- 君
  - 麻黄—宣肺定喘,兼能解表散邪
  - 白果——敛肺定喘,祛痰止咳,与麻黄合用,一散一收,既增强平喘之功,又可防止麻黄辛散太过,而耗伤肺气
- 臣 杏仁、苏子、半夏、款冬花——降气平喘,化痰止咳
- 佐 桑白皮、黄芩—清泄肺热,止咳平喘
- 使 甘草—和中调药

表 1－49　定喘汤与苏子降气汤异同

方名	相同	不同
定喘汤	①两方均有降气平喘祛痰之功。②均治咳痰多之证	本方兼能宣肺散寒，清热化痰。主治素有痰浊又感风寒，肺失宣降，痰热内蕴之哮喘，伴有痰多色黄，微恶寒，苔黄腻，脉滑数
苏子降气汤		本方兼能温肾纳气。主治寒痰壅于肺，肾虚肾不纳气之上盛下虚喘咳证。喘咳痰白，短气喘逆伴腰膝酸软，或肢体浮肿，苔白腻

表 1－50　定喘汤与小青龙汤异同

方名	相同	不同
定喘汤	两方均有宣肺平喘祛痰解表之功 均治外感风寒内有痰浊之哮喘	本方以宣肺降气平喘为主，兼以清热化痰及解表。主治外感风寒，痰热内蕴之哮喘，表证轻而痰多色黄，质稠，苔黄腻，脉滑数
小青龙汤		本方以解表散寒，温肺化饮为主。主治外感风寒，寒饮犯肺，肺寒气逆，喘促痰多而稀、恶寒、发热，肢面浮肿、苔白润、脉浮紧

表 1－51　治喘诸方比较

	方名	主　治	功　用
寒喘证	麻黄汤	主治风寒外束，肺气不宣所致喘，但以恶寒，发热头身疼痛、无汗、脉浮紧风寒表证为主	发汗解表 宣肺平喘
	苓甘五味姜辛汤	治脾阳不足，寒从中生，健运失司，停湿成饮，寒饮犯肺，肺失清肃所致。症以咳嗽痰多，清稀色白，脉弦滑	温肺化饮
	小青龙汤	治素有水饮外感风寒，寒饮犯肺，肺寒气逆而致。咳嗽喘促痰多而稀，多伴有恶寒，发热无汗及头面四肢浮肿脉浮之证	解表散寒 温肺化饮
	苏子降气汤	治寒痰壅于肺，肾虚不能纳气之上盛下虚喘咳证。多以喘咳痰多，喘逆短气，伴腰疼脚弱，肢体浮肿，苔白滑脉弦滑为主	降气平喘 祛痰止咳
热喘证	麻杏甘石汤	治邪热壅闭于肺，肺失宣降，肺热实喘证。症见身热，咳逆气急，甚则鼻翼煽动，口渴无汗或有汗，苔薄白或黄，脉浮滑或数	辛凉宣泄 清肺平喘
	泻白散	治肺中伏火郁热，且以伤阴，肺失清肃者。症见咳嗽，气急欲喘，皮肤蒸热，日晡尤甚，舌红苔黄，脉细数	泻肺清热 止咳平喘
	定喘汤	治平素痰浊又感风寒，肺气壅闭，痰热内蕴肺失宣降者。症见咳嗽痰多气急，痰稠色黄，苔黄腻，脉滑数伴微恶风寒	宣肺降气 清热化痰
	清气化痰丸	治痰热互结，气机受阻，症见咳嗽痰稠色黄，咯之不爽，甚者气急呕恶，舌红，苔黄腻，脉滑数	清热化痰 理气止咳

小半夏汤(《金匮要略》)

歌诀： 小半夏汤有生姜，化痰降逆基础方；
主治痰饮呕吐证，若加茯苓效力彰。

趣记： 拌生姜。

对照： 半生姜。

证治分析：

痰饮呕吐
- 呕吐痰涎，干呕呃逆—痰饮停于胃，胃失和降
- 口不渴—支饮仍在心下
- 谷不得下—饮停于胃，受纳失司
- 小便自利—膀胱气化未受影响
- 舌苔白滑—痰饮内停之象

→ 痰饮停于心下，胃气失于和降

方解：

化痰散饮，和胃降逆
- 君　半夏—燥湿化痰涤饮，降逆和中止呕
- 臣佐　生姜—降逆止呕，温胃散饮，且制半夏之毒

旋覆代赭汤(《伤寒论》)

歌诀：旋覆代赭汤人参，半夏姜甘大枣临；

降逆化痰益胃气，心下痞硬噫气频。

趣记：旋复代赭汤老人下大江。

对照：旋复代赭汤老人夏大姜。

证治分析：

胃虚痰阻 胃气上逆证
- 噫气不除或反胃呕逆，吐涎沫 —— 汗吐下后表邪虽解，胃气已伤，胃气因虚而上逆，伏饮内动
- 心下痞硬 —— 脾胃受损，脾失健运，痰涎内生，痰气阻滞心下
- 舌淡苔白，脉弦而虚 —— 胃气虚，伏饮内动之体征

—— 胃虚痰阻　胃气上逆

方解：

降逆化痰　益气和胃
- 君　旋覆花—苦辛而温，下气化痰，降逆止噫
- 臣
  - 代赭石—甘寒质重，降逆下气，善镇冲逆之气
  - 半　夏—燥湿化痰，降逆和胃
- 佐
  - 生姜—祛痰散结，降逆止呕，与半夏伍用，助降逆止呕之功
  - 人参、大枣、甘草—益气补中以疗胃虚，防金石沉重伤胃
- 使　甘　草—兼能调和诸药

表 1－52　治心下痞方比较

方名	病因病机及主治	功　效
半　夏泻心汤	小柴胡汤证误用下法，损伤中阳，邪气内传，寒热互结，结于心下而成。症见心下痞满不痛，干呕或呕吐，肠鸣下利，苔薄黄而腻，脉弦数	寒热平调，散结除痞
旋　覆代赭汤	表证经汗、吐、下后，邪气虽去胃气已伤。症见心下痞硬，伴嗳气频作，反胃呕逆吐涎沫，舌淡苔白滑脉弦而虚	降逆化痰，益气和胃
枳　实消痞丸	脾胃虚弱，升降失司，寒热互结，气壅湿聚而致。症见心下痞满不欲饮食，倦怠乏力，大便不调	行气消痞，健脾和胃

橘皮竹茹汤(《金匮要略》)

歌诀： 橘皮竹茹治呕逆，人参姜枣甘草益；
胃虚有热失和降，久病之后效更奇。

趣记： 老大人煮生姜皮治呃逆。

对照： 老大人竹生姜皮治呃逆。

证治分析：

胃虚有热
- 呃逆
  - 呃逆或干呕—胃虚有热，胃气上逆
  - 舌红嫩脉虚数—胃虚有热之体征
- → 胃虚有热　胃气上逆

方解：

降逆止呃　益气清热
- **君**
  - 橘皮—辛苦性温，行气和胃止呃
  - 竹茹—甘寒清热，安胃止呕
- **臣**
  - 生姜—和胃止呕，为呕家圣药
  - 人参—益气补中，与橘皮伍用，行中有补
- **佐使**
  - 甘草、大枣 — 益气和胃，与人参合用以治胃虚

丁香柿蒂汤(《证因脉治》)

歌诀：丁香柿蒂人参姜，呃逆因寒中气伤；
温中益气又降逆，胃气虚寒最相当。

趣记：人生四季香。

对照：人生柿蒂香。

证治分析：

虚寒呃逆证
- 呃逆不已—胃气虚寒，胃失和降
- 胸脘痞闷—寒凝气滞
- 舌淡苔白脉沉迟—胃虚有寒之体征

→ 胃气虚寒 气逆不降

方解：

温中益气 降逆止呃
- 君
  - 丁香—辛温，温胃散寒，降逆止呃
  - 柿蒂—苦平，降逆止呃，专治呃逆
- 臣佐
  - 生姜—呕家圣药，可增加温胃降逆之功
  - 人参—甘温，益气以补其虚

桃核承气汤(《伤寒论》)

歌诀：桃核承气五般施，甘草硝黄并桂枝；

瘀热互结小腹胀，如狂蓄血功最奇。

趣记：将军忙逃贵国。

对照：将军芒桃桂国。

证治分析：

下焦蓄血证：
- 少腹急结—瘀热互结，阻于下焦
- 小便自利—热在血分，而膀胱气化未受影响
- 至夜发热—热在血分，血属阴
- 谵语烦躁，其人如狂—瘀热上扰心神
- 或血瘀经闭、痛经—瘀热内结，经行不畅
- 脉沉实而涩—瘀血在里之体征

（以上）瘀热互结，蓄于下焦

方解：

逐瘀泻热：
- 君
  - 桃仁—活血破瘀，以治瘀血内闭之证
  - 大黄—下瘀泻热，与桃仁合用，瘀热并治
- 臣
  - 桂枝—通行血脉，助桃仁活血行瘀，配于寒凉破泻方中，可防寒凉凝血之弊
  - 芒硝—泻热软坚，助大黄下瘀泄热
- 佐使　炙甘草—护胃安中，缓诸药峻烈之性

表 1-53　下瘀血汤与桃核承气汤比较

方名	相同	不同			
		组成	病因病机	功用	主治
桃核承气汤	① 均含大黄、桃核。② 均有破血下瘀作用。③ 均治血瘀所致之证	桂枝、甘草、芒硝	邪在太阳不解，循经入腑，化热与血搏结于下焦，瘀热互结	破血下瘀，下瘀泻热力强	下焦蓄血证，少腹急结，小便自利，甚则谵语烦躁，其人如狂，至夜发热以及血瘀经闭、痛经，脉沉实而涩等
下瘀血汤		䗪虫	干血内结于腹中	破血下瘀，破血之力较强	产妇腹痛，因干血内结，着于脐下者，亦治血瘀而致经水不利之证

血府逐瘀汤(《医林改错》)

歌诀： 血府当归生地桃，红花甘草壳赤芍；
柴胡芎桔牛膝等，血化下行不作痨。

趣记： 陶姐吃穿花的干，只当喜财汉。

对照： 桃桔赤川花地甘，枳当膝柴一。

证治分析：

胸中血瘀证：
- 胸痛或头痛，日久不愈，痛如针刺，且有定处——瘀血阻滞胸中，气血运行不畅，或清阳不得上升
- 或呃逆日久—瘀热上冲动膈
- 或内热烦闷—血瘀化热，瘀热内扰
- 或心悸失眠—瘀热上扰心神
- 急躁善怒—气滞不畅，肝失条达
- 入暮渐热—瘀血为患，病在阴血
- 唇暗或两目暗黑，脉涩或弦紧——瘀血内阻之体征

——瘀血阻于胸中，气滞不畅

方解：

活血祛瘀，行气止痛：
- 君：当归、桃仁、川芎、红花、赤芍——活血祛瘀
- 臣：牛膝—祛瘀血而通血脉，并引瘀血下行
- 佐：
  - 柴胡—疏肝解郁，升达清阳
  - 枳壳—开胸行气，使气行血行
  - 桔梗—开宣肺气，载药上行，与枳壳合用一升一降，宣达气血
  - 生地—凉血清热，与当归合用养血润燥，使祛瘀而不伤阴
- 使：甘草—调和诸药

膈下逐瘀汤(《医林改错》)

歌诀： 膈下逐瘀桃牡丹，赤芍乌药元胡甘；
归芎灵脂红花壳，香附开郁血亦安。

趣记： 兄嫂想炒桃花，乌龟领旨糊纸皮。

对照： 芎芍香草桃花、乌归灵脂胡枳皮。

证治分析：

膈下血瘀证：
- 肚腹积块，痛处不移，或侧卧腹坠，或小儿痞块，肚大青筋 —— 气血运行不畅，久而凝结成块
- 或肾泻、久泻—“总提上有瘀血”
- 舌黯红或有瘀斑，脉弦—内有血瘀之象

—— 腹中瘀血积块

方解：

活血祛瘀，行气消积：
- **君** 桃仁、红花、赤芍、川芎、五灵脂 —— 破血逐瘀，以消积块
- **臣** 香附、延胡索—行气活血而止痛；乌药、枳壳—行气解郁
- **佐** 牡丹皮—清热凉血，活血祛瘀；当归—养血和血
- **使** 甘草—调和诸药

少腹逐瘀汤(《医林改错》)

歌诀: 少腹茴香与炒姜,元胡灵脂没芎当;
蒲黄官桂赤芍药,调经种子第一方。

趣记: 小回当皇子吃熊肉要浆糊。

对照: 小茴当黄脂赤芎肉药姜胡。

证治分析:

小腹寒瘀证:
- 少腹疼痛胀满,或有积块,或经行腰酸,少腹胀 —— 风冷寒邪,客于胞宫,寒主收引,其性凝涩,血脉瘀阻
- 或经行一月三五次,或崩漏兼少腹疼痛 —— 瘀血阻滞,新血不安
- 或久不受孕—瘀血阻于胞宫
- 小腹凉,四肢欠温—寒伤阳气,不能达于四末,
- 经色或黯或黑或有块,舌质黯,舌苔白,脉沉弦微涩 —— 寒凝血瘀之象

以上 —— 寒凝血瘀,瘀阻胞宫

方解:

活血祛瘀,温经止痛:
- 君:
  - 小茴香、炮姜、肉桂—温经散寒,通达下焦
  - 川芎、赤芍—活血祛瘀
- 臣:元胡、没药—活血行气,消瘀定痛
- 佐:
  - 蒲黄、灵脂—活血祛瘀,散结止痛
  - 当归—养血活血

通窍活血汤(《医林改错》)

歌诀： 通窍全凭好麝香，桃红大枣老葱姜；
川芎黄酒赤芍药，表里通经第一方。

趣记： 老姜要射桃花串酒枣。

对照： 老姜药麝桃花川酒枣。

证治分析：

头面瘀血证
- 头痛昏晕，头发脱落——瘀血阻于头面，新血不生，清窍失养
- 或耳聋年久—瘀阻于耳，耳窍失养
- 或酒渣鼻—瘀阻于鼻
- 或白癜风—瘀血内阻，新血不生，肌肤失养
- 舌质黯，或有瘀斑、瘀点—瘀血内阻之象

——瘀血阻于头面

方解：

通窍活血
- **君** 麝香——辛香走窜，上行至头巅，活血化瘀，行血中之瘀滞，开经络之壅遏，以通经散结止痛
- **臣** 桃仁、红花、赤芍、川芎—活血化瘀止痛
- **佐** 老葱、鲜姜—辛温走散而上行
- **佐使** 红枣—益气养血，和中调药
  黄酒—增强活血上行，通络止痛之功

身痛逐瘀汤(《医林改错》)

歌诀： 身痛逐瘀膝地龙，羌秦香附草归芎；
黄芪苍柏量加减，要紧五灵桃没红。

趣记： 秦香莲抢龙子炒川牛，没药当桃花。

对照： 秦香—羌龙脂草川牛，没药当桃花。

证治分析：

血瘀痹证：
- 肩痛—阻滞于肩
- 臂痛—阻滞于臂
- 腰痛—阻滞于腰
- 腿疼—阻滞于腿
- 或周身疼痛—阻滞脉络

——风湿侵袭日久，瘀血阻滞脉络

方解：

疏风活血　通络止痛：
- 君　秦艽、羌活—祛风除湿，舒筋通络
- 臣　桃仁、红花、没药、五灵脂、当归—活血祛瘀止痛
- 佐
  - 牛膝、地龙—活血通络利关节
  - 川芎、香附—活血行气止痛
- 使　甘草—调和诸药

表 1－54　附方与血府逐瘀汤比较

方名	相同	不同			
		组　成	功　用	主　治	歌　诀
通窍活血汤	①五方均以川芎、当归、赤芍药、桃仁、红花为基础加减而成。②均具有活血祛瘀、止痛之功。③均治血瘀导致的疼痛证	上药去当归、甘草，加麝香、老葱、生姜、大枣、黄酒煎服	活血通窍之力好	瘀阻头面的头痛昏晕，耳聋年久，头发脱落，面色紫黯，或酒渣鼻，白癜风以及妇女干血痨，小儿疳积而见肌肉消瘦，腹大青筋，潮热者	通窍全凭好麝香，桃仁大枣老葱姜，川芎黄酒赤芍药，表里通经第一方
血府逐瘀汤		除上述药外尚有桔梗、枳壳、柴胡、牛膝	宣通胸胁气滞，引血下行之力较好。重点为活血祛瘀	胸中血瘀所致胸痛、头痛，日久不愈。或呃逆日久或内热烦闷，心悸、失眠、急躁，舌暗红，脉涩	（同前）
膈下逐瘀汤		除上述药外尚有香附、乌药、枳壳、元胡、灵脂、牡丹皮	疏肝行气止痛作用好。重点为逐瘀破结	瘀在膈下，形成积块，或小儿痞块痛处不移，或卧则腹坠似有物者	膈下逐瘀桃牡丹，赤芍乌药元胡甘，归芎灵脂红花壳，香附开郁血亦安
少腹逐瘀汤		上药去桃仁、红花、甘草，加小茴香、官桂、干姜、元胡、没药、蒲黄、灵脂	温经止痛作用较优，偏于活血化瘀，温经止痛	少腹寒凝血瘀证。症见经期错后，经前或经行少腹疼痛，经色紫黑有块，少腹发凉，不孕，脉沉涩	少腹茴香与干姜，元胡灵脂没芎当，蒲黄官桂赤芍药，调经种子第一方
身痛逐瘀汤		上药去赤芍，加羌活、秦艽、地龙、没药、五灵脂、香附、牛膝	活血祛瘀，通络利痹止痛力强。重点为祛瘀通络	气血痹阻经络所致。肩、臂、腰、腿痛或周身疼痛，痹证经久治不愈者	身痛逐瘀膝地龙，羌秦香附草归芎，黄芪苍柏量加减，要紧五灵桃没红

补阳还五汤(《医林改错》)

歌诀： 补阳还五赤芍芎，归尾通经佐地龙；
　　　四两黄芪为君药，血中瘀滞用桃红。

趣记： 补阳当地穷人持红旗。

对照： 补阳当地蒡人赤红芪。

证治分析：

- 中风后遗证（气虚血滞，脉络受阻）
  - 半身不遂，或下肢痿废——气虚血瘀，阻滞脉络，筋脉肌肉失养
  - 口眼歪斜，口角流涎——脉络失养，约束无权
  - 语言謇涩—气虚血滞舌体失养
  - 小便频数，或尿遗失禁——气虚则膀胱气化失司或气虚不摄
  - 舌暗淡苔白脉缓—气虚血滞之象

方解：

- 补气活血通络
  - 君　生黄芪——大补脾胃之元气，令气旺血行，瘀去络通不伤正，且能长肌肉起痿废
  - 臣　当归尾—长于活血且有化瘀血不伤好血之妙
  - 佐
    - 赤芍、川芎、桃仁、红花——助当归尾活血祛瘀
    - 地龙—通经活络与黄芪伍用，补气以通络

七厘散(《良方集腋》)

歌诀： 七厘散治跌打伤，血竭红花冰麝香；
乳没儿茶朱共末，外敷内服均见长。

趣记： 香姐没设茶，租花冰。

对照： 香竭没麝茶，朱花冰。

证治分析：

跌打损伤
- 跌打损伤，瘀血肿痛 → 瘀血内阻，气血不行
- 刀伤出血（络损血溢）
- 一切无名肿毒
- 烧伤烫伤（络损血瘀）

→ 血瘀气滞

方解：

活血散瘀 止痛止血
- 君　血竭—祛瘀止痛，收敛止血
- 臣
  - 红花—活血祛瘀
  - 乳香、没药—祛瘀行气，消肿止痛
- 佐
  - 麝香、冰片—辛香走窜，活血通络，散瘀止痛
  - 儿茶—收敛清热，助血竭止血、生肌
  - 朱砂—定惊安神

复元活血汤(《医学发明》)

歌诀: 复元活血汤柴胡,花粉当归山甲珠;
桃仁红花大黄草,损伤瘀血酒煎服。

趣记: 将军归天山,胡老献红桃。

对照: 将军归天山,胡老—红桃。

证治分析:

跌打损伤 瘀血阻滞证 { 瘀血留于胁下,痛不可忍,痛处不移 } 跌打损伤,瘀血留于胸胁,血瘀气阻

方解:

活血祛瘀 疏肝通络
- 君
  - 大黄—酒制以荡涤留瘀败血,引瘀血下行
  - 柴胡—疏肝调气以利气血,引药入经
  - } 攻散胁下之瘀滞
- 臣 当归、桃仁、红花—活血祛瘀,消肿止痛
- 佐
  - 穿山甲—破瘀通络
  - 天花粉—入血分"消仆损瘀血",又能清热散结,消肿而续绝伤
- 使 甘草—缓急止痛,调和诸药

表 1-55　一贯煎、逍遥散、复元活血汤比较

方名	相同	不同			
		组成	病因病机	功效特点	主　治
一贯煎	① 均以当归为基础。② 均有疏肝理气作用。③ 均治胁痛	北沙参、麦冬、生地、枸杞子、川楝子	肝肾阴亏，肝失所养，疏泄失常，气滞不行	滋阴之力强，偏于滋养肝肾之阴	肝肾阴虚，肝气不舒证。症见胸脘胁痛，吞酸吐苦，咽干口燥，舌红少津，脉虚弦或细弱，亦治疝气瘕聚
逍遥散		甘草、茯苓、芍药、白术、柴胡、生姜、薄荷	情志不畅，肝失条达而致肝郁血虚，疏泄失职，气滞不行	疏肝健脾养血之力强	肝郁血虚脾弱证。症见两胁作痛，头痛目眩，口燥咽干，神疲食少，往来寒热，或月经不调，乳房胀痛，脉弦而虚者
复元活血汤		柴胡、瓜蒌根、红花、甘草、穿山甲、大黄、桃仁	外伤损络，血离经脉停滞胁下，血瘀气滞，不通则痛	活血祛瘀之力较强	跌打损伤，瘀血留于胁下，痛不可忍

活络效灵丹(《医学衷中参西录》)

歌诀: 活络效灵主丹参,当归乳香没药存;
癥瘕积聚腹中痛,煎服此方可回春。

趣记: 活络效灵丹,担当乳没香。

对照: 活络效灵丹,丹当乳没香。

证治分析:

气血凝滞
- 心腹疼痛,腿痛臂痛,跌打瘀肿——不通则痛——气血凝滞
- 内外疮疡,癥瘕积聚——阻于经络——络脉闭阻

方解:

活血祛瘀,通络止痛
- **君** 当归—养血活血
- **臣** 丹参—活血祛瘀以助当归之力
- **佐使** 乳香、没药—活血祛瘀,行气止痛

大黄䗪虫丸(《金匮要略》)

歌诀： 大黄䗪虫芩芍桃，地黄杏草漆蛴螬；
水蛭虻虫和丸服，去瘀生新干血疗。

趣记： 大人忙着要升国旗，水蛭吃黄桃。

对照： 大仁虻䗪药生国漆，水蛭一黄桃。

证治分析：

正气虚损　瘀血内停之干血劳
- 形体羸瘦—营卫气血俱已亏损，不能营养肌肉
- 腹满不能食—脾虚失运
- 潮　　热—瘀血久郁化热
- 肌肤甲错，两目黯黑—瘀血内阻，新血不生，阴血不能濡润肌肤，上荣于目
- 妇人经闭不行—瘀阻胞宫，脉络不通
- 舌质紫黯，边有瘀斑，脉象迟涩—瘀血内阻之征

→ 劳损正伤　阴血亏损　瘀血内停

方解：

活血消癥　祛瘀生新
- 君
  - 大黄—苦寒，攻下逐瘀，凉血清热
  - 䗪虫—咸寒，破散癥积瘀血
- 臣
  - 水蛭、虻虫、蛴螬、干漆、桃仁—破瘀消癥之品，助君药活血通络，攻逐久积之瘀血
- 佐
  - 黄芩、大黄—清瘀热
  - 杏仁—通降利气，使气行血行，配桃仁润燥结
  - 生地、芍药—养血滋阴，以补亏损之阴血
- 使
  - 甘草—调和药性，和中补虚
  - 酒—以行药势

温经汤(《金匮要略》)

歌诀： 温经汤用吴萸芎，归芍丹桂姜夏冬；
参草益脾胶养血，调经重在暖胞宫。

趣记： 贵嫂人娇老母凶，吓得姜于迈门归。

对照： 桂芍人胶老牡芎，夏一姜萸麦门归。

证治分析：

冲任虚寒瘀血阻滞证：
- 漏下不止—瘀血内阻，新血不安
- 月经不调或前—冲任虚寒，冲脉不固
- 或后—血为寒凝
- 或逾期不止—旧血不去，新血不安
- 或一月再行，或经停不至—冲任虚寒，胞宫溢蓄失常
- 口唇干燥—瘀血不去，新血不生
- 傍晚发热，手心烦热—阴血不足而生内热
- 小腹冷痛，或妇人久不受孕—冲任虚寒，瘀血内阻

→ 冲任虚寒　瘀血阻滞　兼阴血不足

方解：

温经散寒　祛瘀养血：
- 君
  - 吴萸—辛苦大热，散寒止痛
  - 桂枝—温经散寒，通行血脉
- 臣
  - 当归、川芎、芍药—俱入肝经，养血调经，活血祛瘀
  - 丹皮—活血祛瘀，并退虚热
- 佐
  - 阿胶—养肝血而滋肾阴，有养血止血润燥之功
  - 麦门冬—甘苦微寒，养阴清热
  - 人参、甘草—味甘入脾，能益气补中而滋生化之源，气旺血充
  - 半夏—可通降胃气而散结，有助于祛瘀调经
  - 生姜—温里散寒，与半夏合用，温中和胃助生化
- 使　甘草—兼能调和诸药

表 1-56 温经汤附方比较

方名	相同	不同		
		组成	功用	主治
良方温经汤	① 均含当归、川芎。② 均能温经补虚,化瘀止痛。③ 均治月经不调,腹痛等	肉桂、莪术、丹皮、人参、牛膝、甘草	温经补虚,化瘀止痛,因有莪术、牛膝,故以活血祛瘀止痛为主	血海虚寒,月经不调,血气凝滞,脐腹疼痛,其脉沉紧
艾附暖宫丸		艾叶、香附、吴茱萸、白芍、黄芪、续断、生地黄、官桂	暖宫温经,养血止血,温经散寒之力较强	妇人子宫虚冷,带下白淫,面色萎黄,四肢疼痛,倦怠无力,饮食减少,经脉不调,肚腹时痛,久无子息

表 1-57 治月经不调方比较

方名	功用	病因病机主治
逍遥散	健脾养血为主,兼以疏肝	情志所伤,肝郁血虚脾弱,经行不畅。症见月经不调,乳房作胀,两胁作痛,头痛目眩,口燥咽干,神疲食少,或往来寒热,脉弦而虚
四物汤	补血和血	冲任虚损,经行不畅,营血亏虚,血行不畅。症见妇人月经不调,量少或经闭不行,脐腹疼痛,面色无华,心悸失眠,头目眩晕,舌淡,脉细弦或细涩
归脾汤	益气补血,健脾养心	心脾气血两虚,不能固摄冲任。症见妇女崩漏,月经超前,量多色淡,或淋漓不止,心悸怔忡,健忘失眠,盗汗虚热,面色萎黄,食少体倦,苔滑,脉细弱
固经丸	滋阴清热,兼以调经	阴虚血热,损伤冲任,迫血妄行。症见经水过期不止,或下血量多,血色深红或紫黑黏稠,手足心热,舌红,脉弦数
固冲汤	益气健脾,兼以止血	脾气虚弱,统摄无权,冲脉不固。症见血崩或月经过多,色淡质稀心悸气短,腰膝酸软,舌淡脉微弱
温经汤	温经散寒,养血祛瘀	冲任虚寒,瘀血阻滞,阴血不足。症见漏下不止,月经不调,或前或后,或一月再行,或经停不至而见入暮发热,手足烦热,唇口干燥,亦治妇人久不受孕
胶艾汤	养血调经,兼以止血	冲任虚损,经行不畅。症见崩中漏下,月经过多,淋漓不止,或产后下血不止,或妊娠胞阻,胎漏下血,腹中疼痛

生化汤(《傅青主女科》)

歌诀： 生化汤是产后方，归芎桃草酒炮姜；
消瘀活血功偏擅，止痛温经效亦彰。

趣记： 穷鬼炒桃酱。

对照： 芎归草桃姜。

证治分析：

血虚寒凝 瘀血阻滞证
- 恶露不行，少腹冷痛 → 产后血虚，正气不足，寒凝血瘀，留阻胞宫 → 产后血 虚受寒 瘀阻胞宫

方解：

养血祛瘀 温经止痛
- 君　当归—补血活血化瘀生新
- 臣
  - 川芎—活血行气
  - 桃仁—活血祛瘀
- 佐
  - 炮姜—温经散寒止痛
  - 黄酒—温散以助药力，加入童便者，取其益阳化瘀，并有引败血下行之效
- 使　甘草—调和诸药

桂枝茯苓丸(《金匮要略》)

歌诀: 仲景桂枝茯苓丸,桃仁芍药和牡丹;
等分为末蜜丸服,缓消瘀积胎可安。

趣记: 人要灵芝皮。

对照: 仁药苓枝皮。

证治分析:

瘀阻胞宫证:
- 腹痛拒按—瘀血留结胞宫
- 或漏下不止,血色紫黑晦暗—瘀血内停,新血不安
- 或妊娠胎动不安—瘀阻胞宫,经脉阻遏,胎失所养

→ 瘀阻胞宫,经脉阻遏胎元失养

方解:

活血化瘀,缓消癥块:
- **君** 桂枝—味辛甘而温,能温通经脉,而行瘀滞
- **臣**
  - 桃仁—味苦甘平,为化瘀消癥之要药
  - 丹皮—味辛苦性微寒,能散血行瘀,又能消退瘀久所化之热
  - 芍药—味苦酸性寒,能养血和血,与祛瘀药合用,有活血养血之功
- **佐** 茯苓—甘淡性平,消痰利水,渗湿健脾,以助消癥之力
- **使** 白蜜—缓和诸药破泄之力

鳖甲煎丸(《金匮要略》)

歌诀： 鳖甲煎丸疟母方，䗪虫鼠妇及蜣螂；
蜂窠石苇人参射，桂朴紫葳丹芍姜；
瞿麦柴芩胶半夏，桃仁葶苈和硝黄；
疟缠日久胁下硬，癥消积化保安康。

趣记： 贵妇别郎紫亭旁，
折扇交人半逃将；
将军赤胆破胡哨，
烽火拒敌十里黄。

对照： 桂妇鳖螂紫葶一，
䗪扇胶人半桃姜；
“将军”赤丹朴胡芍，
蜂—瞿—石—黄。

证治分析：

疟母癥瘕：
- 疟疾日久不愈，胁下痞硬成块，结成疟母——疟邪久踞少阳，正气日衰，气血运行不畅，寒热痰湿之邪与气血搏结聚而成形，留于胁下
- 癥瘕结于胁下，推之不移，腹中疼痛——气滞血瘀日久渐积而成
- 饮食减少—正气日衰，脾气不旺
- 时有寒热—邪居少阳
- 女子月经闭止—气血运行不畅

（疟邪久踞，寒热痰湿之邪与气血相搏）

方解：

行气化痰，活血软坚，祛湿消癥：
- 君：
  - 鳖甲—活血化瘀，软坚消癥
  - 赤硝、大黄、䗪虫、鼠妇、蜣螂——助破血消癥之力
- 臣：
  - 柴胡、黄芩、白芍—和少阳而条肝气
  - 厚朴、乌扇、葶苈子、半夏—行郁气而消痰癖
- 佐：
  - 干姜、桂枝—温中
  - 人参、阿胶—补气养血而扶正气
  - 桃仁、丹皮、紫葳、蜂窠—活血化瘀而去干血
  - 瞿麦、石韦—利水祛湿

注：“将军”指大黄。

内消瘰疬丸(《医学启蒙》)

歌诀： 内消瘰疬夏枯藻，枳桔玄贝蔹荷翘；
归地大黄花粉草，海粉玄明青盐消。

趣记： 国老莲姐选龟仔拜天地，将军萧何下苦海炼海粉。

对照： 国老连桔玄归枳贝天地，将军硝荷夏枯海蔹海粉。

证治分析：

瘰疬、痰核、瘿瘤 —— 或肿或痛、皮色不变 —— 气郁化火、痰凝瘀滞

方解：

软坚散结 化痰消瘰
- 君
  - 夏枯草—疏肝清火，散结消瘰
  - 海藻—软坚散结，专治瘿瘤、瘰疬
- 臣
  - 枳壳、桔梗、贝母—理气化痰散结
  - 海粉、青盐—咸以软坚
  - 玄参、生地、天花粉—养阴
  - 当归—活血
- 佐使
  - 连翘、白蔹—清热解毒散结
  - 大黄、硝石—泄火散结
  - 薄荷—辛散解郁
  - 甘草—清热解毒

失笑散(《太平惠民和剂局方》)

歌诀: 失笑灵脂蒲黄同,等量为散酽醋冲;
瘀滞心腹时作痛,祛瘀止痛有奇功。

证治分析:

瘀血停滞:
- 心腹刺痛,脘腹疼痛 → 瘀血内停,脉络阻滞,血行不畅
- 或产后恶露不行—产后血虚瘀阻胞宫
- 或月经不调,少腹急痛 → 瘀停胞宫脉道阻滞

→ 瘀血停滞

方解:

活血祛瘀 散结止痛:
- 君 五灵脂:甘温,入肝经血分,能通利血脉而散瘀血,用治瘀血疼痛
- 臣 蒲黄:甘平,亦入肝经血分,有活血止血作用,与灵脂合用,活血散结,祛瘀止痛作用增强,可治一切心腹诸痛
- 佐使:酽醋—利血脉,化瘀血;温酒—温经行血 → 二者合用以加强活血止痛之功

丹参饮(《时方歌括》)

歌诀： 丹参饮中用檀香，砂仁合用成妙方；
血瘀气滞两相结，心胃诸痛用之良。

趣记： 三人担坛子。

对照： 砂仁丹檀一。

证治分析：

心胃诸痛 { 血瘀气滞，心胃诸痛 } 气滞血瘀互结于中

方解：

活血行气祛瘀止痛
- 君　丹参一味苦微寒，活血化瘀，止痛而不伤气血
- 臣　{ 檀香、砂仁 } 温中行气止痛

十灰散(《十药神书》)

歌诀： 十灰散用十般灰，柏茅茜荷丹榈煨；
二蓟栀黄各炒黑，上部出血热势摧。

趣记： 大鸡蛋黄和小鸡毛，总值一百钱。

对照： 大蓟丹黄荷小蓟茅，棕栀一柏茜。

证治分析：

- 血热妄行上部出血之证
  - 吐血，咯血，嗽血，衄血——肝胃火盛，损伤经络，气火上冲，迫血上行
  - 舌红苔黄脉弦数—肝胃火盛之体征
  - ——血热妄行

方解：

- 凉血止血
  - 君
    - 大蓟、小蓟、荷叶、茜草、侧柏叶、白茅根——凉血止血
  - 臣
    - 棕榈皮—收涩止血
    - 栀子—清肝泻火
  - 佐使
    - 大黄——导热下行，折其上逆之热，使气火降而血止，寓釜底抽薪之意
    - 丹皮—配大黄凉血祛瘀，使热清血止而不留瘀

四生丸(《妇人大全良方》)

歌诀: 四生丸中三叶全,侧柏艾叶荷叶兼;
生地和入为丸服,血热吐衄效可验。

趣记: 黄河生艾柏。

对照: 黄荷生艾柏。

证治分析:

血热妄行:
- 吐血,衄血,血色鲜红 —— 血分有热,损伤脉络,血不循经
- 咽干口燥,舌红,脉弦数 —— 血热伤阴之象

—— 火热迫血妄行

方解:

凉血止血:
- 君 侧柏叶—凉血止血
- 臣 生地黄—凉血清热,养阴生津
- 佐
  - 生荷叶—凉血化瘀,止血不留瘀
  - 生艾叶—祛瘀止血,辛温而不燥,即可增强本方止血之功,又可避免血止留瘀之弊

柏叶汤(《金匮要略》)

歌诀： 柏叶汤治吐血方，马通艾叶与干姜；
中焦虚寒血失统，寓寒于温效力彰。

趣记： 马通爱干伯。

对照： 马通艾干柏。

证治分析：

中焦虚寒之吐血：
- 吐血不止—脾不统血而上走
- 血色暗淡清稀—病属虚寒
- 面色㿠白或萎黄，舌淡苔白，脉虚弱无力—中焦虚寒之象

——脾阳不足，血失统摄

方解：

温中止血：
- 君
  - 柏叶—苦涩而寒，取其苦降，折逆上之势而又收敛止血
  - 干姜—温中助阳，令阳气振奋而能摄血
- 佐
  - 艾叶—温经止血，为治虚寒性出血之要药
  - 马通汁—善引血下行而止血

咳血方(《丹溪心法》)

歌诀： 咳血方中诃子收，瓜蒌海粉山栀投；
青黛蜜丸口噙化，咳嗽痰血服之瘳。

趣记： 咳血请人刻石子。

对照： 咳血青仁诃石栀。

证治分析：

肝火犯肺之咳血证：
- 咳嗽—肝火犯肺，肺失肃降
- 痰中带血—肺络受损
- 痰质粘稠、咯吐不爽—肺津为火所灼
- 心烦易怒，胸胁作痛，咽干口苦，颊赤便秘—肝火盛，肝失条达，肝火内扰
- 舌红苔黄脉弦数—肝火灼肺之体征

（肝火灼肺，伤及肺络）

方解：

清肝宁肺　凉血止血：
- 君
  - 青黛—味咸性寒，能清泻肝经实火而凉血
  - 栀子—苦寒，入心肝肺经，有泻火除烦凉血之功
- 臣
  - 瓜蒌仁—甘寒入肺，清热化痰，润肺止咳
  - 海浮石—咸平入肺，清肺降火，软坚化痰
- 佐　诃子—苦涩性平，入肺与大肠经，清热下气，敛肺止咳，止血

小蓟饮子(《济生方》)

歌诀： 小蓟饮子藕蒲黄，木通滑石生地襄；
归草黑栀淡竹叶，血淋热结服之康。

趣记： “六一”节牧童当生煮三黄鸡。

对照： “六一”节木通当生竹山黄蓟。

证治分析：

热结下焦之血淋尿血
- 尿血或尿中带血
  - 瘀热结于下焦，
  - 损伤膀胱血络
- 小便频数，赤涩热痛
  - 瘀热蕴结阻滞下焦
  - 膀胱气化失常
- 舌红脉数—瘀热为患之体征

}瘀热结于下焦 损伤血络

方解：

凉血止血 利水通淋
- 君　生地—凉血止血，养阴清热
- 臣
  - 小蓟—凉血止血
  - 藕节、蒲黄—凉血止血且能消瘀，防血止留瘀
- 佐
  - 滑石、竹叶、木通—清热利水通淋
  - 栀子—清泄三焦之火导热下行
  - 当归—养血和血，引血归经，并防寒凉太过
- 使　甘草—和中调药

注： “六一”指六一散。

槐花散(《本事方》)

歌诀：槐花散用治肠风，侧柏荆芥枳壳充；

为末等分米饮下，清肠凉血逐风功。

趣记：百岁之槐。

对照：柏穗枳槐。

证治分析：

肠风或脏毒
- 便前出血，便后出血，粪中带血，痔疮出血，血色鲜红或晦暗——风热或湿热毒邪壅遏肠道血分，血渗肠道
- 舌红苔黄脉数—风邪热毒为患之体征

方解：

清肠止血 疏风行气
- 君　槐花—苦寒善清大肠湿热，凉血止血
- 臣　侧柏叶—苦涩性寒，清热凉血，燥湿收敛，与槐花相合可加强凉血止血之功
- 佐使
  - 荆芥穗—辛散疏风，微温不燥，炒黑入血分与上药相配，疏风止血
  - 枳壳—宽肠行气，顺遂肠胃腑气下行

黄土汤(《金匮要略》)

歌诀: 黄土汤用芩地黄,术附阿胶甘草尝;
温阳健脾能摄血,便血崩漏服之康。

趣记: 教夫子在黄土地勤锄草。

对照: 胶附子—黄土地芩术草。

证治分析:

脾阳不足 — 脾不统血证:
- 大便下血或吐血、衄血,及妇人崩漏、血色暗淡 — 脾阳不足,脾气亦虚,失其统摄
- 四肢不温,面色萎黄 — 脾阳不足,中焦健运失司,生化不足
- 舌淡苔白,脉沉细无力 — 中焦虚寒,阴血不足之体征

→ 脾阳不足、中焦虚寒;阴血不足

方解:

温阳健脾、养血止血:
- 君 灶心黄土—温中燥湿健脾,亦可收涩止血
- 臣 白术、附子—温阳健脾以复统血摄血之权
- 佐
  - 生地黄、阿胶—滋阴养血兼能止血,补不足阴血,且防止温燥以伤血
  - 黄芩—苦寒清内热,与生地合用,制约术附的温燥动血
- 使 甘草—和中缓急,调和诸药

表 1-58　槐花散与黄土汤比较

方名	相同	不同			
		组成	病因病机	功用	主治
槐花散	均能止血，都治便血	槐花、侧柏叶、荆芥穗、枳壳	风热与湿热毒邪壅遏肠道，损伤脉络，血渗外溢	善于清肠止血疏风下气	肠风脏毒下血，或便前出血以及痔疮出血，血色鲜红或晦暗
黄土汤		甘草、干地黄、白术、附子、阿胶、黄芩、灶心黄土	脾阳不足，脾气也虚，统摄失司兼有阴血不足	善于温阳健脾养血止血	阳虚便血，大便下血，先便后血，或吐血，衄血，以及妇人崩漏，血色暗淡，四肢不温，面色萎黄，舌淡苔白，脉沉细无力

川芎茶调散(《太平惠民和剂局方》)

歌诀: 川芎茶调散荆防,辛芷薄荷甘草羌;
目昏鼻塞风攻上,正偏头痛悉能康。

趣记: 薄荷老戒放枪,穷仔细。

对照: 薄荷老芥防羌,芎芷细。

证治分析:

风邪头痛证
- 偏正头痛或巅顶作痛,目眩——风邪外袭循经上扰头目,阻遏清阳之气
- 恶寒发热—风邪外袭正邪交争
- 鼻塞—肺气不利
- 舌苔薄白脉浮—风邪袭表之体征

——风邪外袭 循经上犯头目

方解:

疏风止痛
- 君 川芎—辛温升散之品,善祛风活血止头痛为治头痛要药,尤善治少阳、厥阴经之头痛
- 臣 薄荷、荆芥—善能祛风止痛并能清利头目
- 佐
  - 羌活—善治太阳经头痛;白芷—善治阳明经头痛——疏风止痛
  - 细辛—善治少阴经头痛,且能散寒
  - 防风—辛散上部之风邪
  - 清茶—苦凉既可上清头目,又能制约风药过于温燥升散
- 使 甘草—益气和中调药

鸡鸣散(《证治准绳》)

歌诀： 鸡鸣散是准绳方，苏叶吴萸桔梗姜；

瓜橘槟榔晨冷服，脚气浮肿效非常。

趣记： 江苏无橘，木瓜接宾。

对照： 姜苏吴橘，木瓜桔槟。

证治分析：

湿脚气（寒湿之邪下注于足）：
- 足胫肿重无力，麻木冷痛——寒湿壅阻经络，气血郁滞
- 恶寒发热—外感风邪，正邪交争
- 挛急上冲，胸闷泛恶——寒湿内阻，气逆上壅
- 风湿留注脚足，疼不可忍，筋脉浮肿——寒湿下注，气滞血瘀

方解：

行气降浊　宣化寒湿：
- 君　槟榔—质重下达，行气逐湿
- 臣　木瓜—舒筋活络，并能化湿
- 佐
  - 紫苏叶、桔　梗——宣通气机，外散表邪，内开郁结
  - 吴萸、生姜——温化寒湿，降逆止呕

大秦艽汤(《素问病机气宜保命集》)

歌诀: 大秦艽汤羌独防,芎芷辛芩二地黄;
石膏归芍苓甘术,风邪散见可通尝。

趣记: 独娇子黄细强活,八珍少人乘风高升。

对照: 独艽芷黄细羌活,八珍一人一风膏生。

证治分析:

风邪初中经络证
- 口眼歪斜:风邪初中经络侵入阳明,太阳厥阴气血痹阻,络道不通
- 舌强不能言语:其经脉循喉咙挟舌本,风邪居于少阴,气血痹阻,化燥伤阴,血虚,舌本失养
- 手足不能运动:侵入经络气血痹阻;血虚,手足筋脉肌肉失养

→ 风邪初中化燥 伤阴血虚失养

方解:

疏风清热养血活血
- **君** 秦艽一味苦辛平,归手足阳明兼入肝胆,能散一身之风,并能通行经络
- **臣** 羌活、独活、防风、白芷、细辛——辛温之品祛风散邪
- **佐**
  - 当归、白芍、熟地——养血柔筋使祛风而不伤阴血
  - 川芎—活血通络,使血行风灭
  - 茯苓、白术—益气健脾化生气血
  - 生地、石膏、黄芩—清热,为风邪郁而化热而设
- **使** 甘草—调和诸药

表 1－59　大秦艽汤与补阳还五汤、镇肝熄风汤、地黄饮子比较

方名	相同	不同			
		组成	病因病机	功用	主治
大秦艽汤	①均治手足运动不利，语言不利之证。②均由正气亏虚而起	秦艽、川芎、独活、当归、白芍、石膏、甘草、羌活、防风、白芷、黄芩、白术、茯苓、生地、熟地、细辛	正气亏虚，风邪入中，气血痹阻，络脉不通	以祛风通络为主	手足不能运动，口眼歪斜，舌强不能言
补阳还五汤		黄芪、赤芍、当归尾、地龙、川芎、红花、桃仁	素体气虚，不能行血，脉络瘀阻，筋脉肌肉，失于濡养	以补气活血通络为主	半身不遂，口眼歪斜，语言謇涩，口角流涎，小便频数或遗尿不禁，舌黯淡苔白，脉缓

续表

方名	相同	不同			
		组成	病因病机	功用	主治
镇肝熄风汤		怀牛膝、代赭石、龙骨、牡蛎、龟版、白芍、玄参、天冬、茵陈、川楝子、生麦芽、甘草	肝肾阴亏，肝阳偏亢，阳亢化风，气血逆乱	以镇肝熄风，滋阴潜阳为主	头目眩晕，目胀耳鸣或面色如醉，脑部热痛，心中烦热或时常噫气，或肢体渐觉不利，口眼渐形歪斜，或眩晕颠仆昏不知人，移时始醒，醒后不能复原，脉弦长有力
地黄饮子		熟地、山萸、肉苁蓉、巴戟天、附子、肉桂、石斛、麦冬、五味子、石菖蒲、远志、茯苓、薄荷、生姜、大枣	下元虚衰，虚阳上浮，痰浊随之上泛，堵塞窍道	以滋肾阴，补肾阳，开窍化痰为主	舌强不能言，足废不能用，口干不欲饮，足冷面赤，脉沉细弱

小活络丹(《太平惠民和剂局方》)

歌诀: 小活络丹南星充,二乌乳没与地龙;
寒湿瘀血成痹痛,搜风活血经络通。

趣记: 乳没龙星川草乌。

对照: 乳没龙星川草乌。

证治分析:

风寒湿痹:
- 肢体筋脉挛痛,关节屈伸不利 → 气血不得宣通,筋脉失养 → 风寒湿邪留滞经络
- 或疼痛游走不定—风邪"善行而数变" → 风寒湿邪留滞经络
- 中风手足不仁,日久不愈, → 营卫失其流畅,不能濡养肌肤,湿痰中人难速愈 → 湿痰阻滞经络
- 腰腿沉重,或腿臂间作痛 → 经络中有湿痰死血 → 死血阻滞经络

方解:

祛风除湿化痰 通络活血止痛:
- 君 川乌、草乌—辛热之品,祛风除湿,温通经络且有较强止痛之功
- 臣 天南星—燥湿化痰,除经络中之痰湿,亦有止痛之效
- 佐 乳香、没药—行气活血以化络中之瘀血,使气血流畅,且能止痛
- 使
  - 地龙—为入络之品,功能通经活络
  - 陈酒—以助药势,可引药直达病所

牵正散(《杨氏家藏方》)

歌诀：牵正散是杨家方，僵蚕全蝎白附襄；
服用少量热酒下，口眼歪斜疗效彰。

趣记：钱正馋服蝎子酒。

对照：牵正蚕附蝎子酒。

证治分析：

风中头面经络
- 中风面瘫，
- 口眼歪斜

——太阳外中于风，阳明内蓄痰浊，风痰阻于头面经络，肌肉失养

方解：

祛风化痰 通络止痉
- **君** 白附子—辛温散风止痉，长于祛头面之风，还有燥湿化痰作用
- **臣**
  - 全蝎—熄风止痉，善于通络，为定风止痉之要药
  - 僵蚕—熄内风，散外风，且能化痰
- **佐使** 酒— 热酒性善走，宣通血脉，助药势直达头面受病之所，可使风去痰消，经络通畅，则诸证自愈

玉真散(《外科正宗》)

歌诀： 玉真散治破伤风，牙关紧急反张弓；
星麻白附羌防芷，外敷内服一方通。

趣记： 南风白天强止。

对照： 南风白天羌芷。

证治分析：

破伤风：
- 牙关紧急，口撮唇紧 —— 风毒之邪从伤口侵入肌腠、经脉，攻入阳明
- 身体强直，角弓反张，脉弦紧 —— 风毒内传脏腑，筋脉拘急

→ 风毒侵袭　经脉拘急

方解：

祛风化痰　定搐止痉
- 君
  - 白附子—辛甘大温，燥湿化痰，祛风止痉，尤善祛头面之风
  - 天南星—辛温祛经络中风痰，并能定搐止痉，二药合用祛风化痰，定搐解痉
- 臣
  - 羌活—为太阳本经药，善疏太阳之风，散经络之邪
  - 白芷—辛温芳香之品，既能表散阳明经之风邪，又能芳香通窍
  - 防风—为风药之卒徒，疏风而且内通于肝，可疏肝经之风，三药合用则疏风达邪之力增强
- 佐　天麻—甘而微温，入肝经可平肝熄风镇痉
- 使　热酒或童便—善通经络行气血，为引经药

消风散(《外科正宗》)

歌诀: 消风散内有荆防,蝉蜕胡麻苦参苍;
知膏蒡通归地草,风疹湿疹服之康。

趣记: 朱妈通知老高,当地竞产牛仔裤风。

对照: 术麻通知老膏,当地荆蝉牛子苦风。

证治分析:

风疹湿疹
- 皮肤疹出色红,或遍身云片,斑疹瘙痒——风湿或风热之邪侵入人体,浸淫血脉,郁于腠理
- 抓破后渗出津水—湿热浸淫
- 苔白或黄,脉浮数——为风湿或风热伤人郁于肌肤之体征

——风湿或风热之邪:郁于肌腠,浸淫血脉

方解:

疏风养血 清热除湿
- 君:荆芥、防风、牛蒡、蝉蜕——疏风透表止痒,祛除在表风邪
- 臣:
  - 苍术—祛风燥湿
  - 苦参—燥湿清热
  - 木通—渗利湿热
- 佐:
  - 石膏、知母—清热泻火
  - 当归、生地、胡麻仁—养血活血,滋阴润燥
- 使:生甘草—清热解毒,调和诸药

羚角钩藤汤(《通俗伤寒论》)

歌诀: 羚角钩藤菊花桑,地芍贝茹神草襄;
凉肝熄风又养阴,热极动风急煎尝。

趣记: 领狗上草地,主妇少背菊。

对照: 羚钩桑草地,竹茯芍贝菊。

证治分析:

- 热盛动风证 → 肝经热盛 热极动风
  - 高热不退—热传厥阴,邪热炽盛
  - 烦闷躁扰,甚则神昏—热扰心神
  - 手足抽搐,发为痉厥—热灼阴伤,热极动风,风火相煽
  - 舌绛而干,或舌焦起刺,脉弦而数—肝经热盛之征

方解:

- 凉肝熄风 增液舒筋
  - 君
    - 羚羊角—入肝经凉肝熄风
    - 钩藤—清热平肝,熄风止痉
  - 臣
    - 桑叶、菊花—辛凉疏泄,清热平肝熄风,以加强凉肝熄风之效
  - 佐
    - 鲜生地、白芍、生甘草—酸甘化阴,滋阴舒筋,增液柔肝
    - 川贝母、竹茹—清热化痰
    - 茯神木—平肝宁心安神
  - 使
    - 生甘草—调和诸药

镇肝熄风汤(《医学衷中参西录》)

歌诀： 镇肝熄风芍天冬，玄参牡蛎赭茵供；
麦龟膝草龙川楝，肝风内动有奇功。

趣记： 天上元龙恋母龟，诚实国老喜说媒。

对照： 天一元龙楝牡龟，陈石国老膝芍麦。

证治分析：

类中风（阴虚阳亢，肝风内动，气血并走于上）：
- 头目眩晕，目胀耳鸣——阴虚阳亢，风阳上扰清窍
- 或面色如醉脑中热痛—血随气逆，并走于上
- 心中烦热—肾水不能济心
- 或时常噫气—脏腑之气随之上逆
- 或肢体渐觉不利，口眼渐形歪斜——气血逆乱，阻塞经络
- 或眩晕颠仆，昏不知人，移时始醒，醒后不能复原——气血并走于上，蒙蔽清窍
- 脉弦长有力—肝阳上亢之体征

方解：

镇肝熄风 滋阴潜阳：
- 君：怀牛膝—苦酸平归肝肾经，引血下行，折其亢盛之风阳，并补益肝肾
- 臣：
  - 代赭石—镇肝降逆潜阳
  - 龙骨、牡蛎、龟版、白芍——滋阴潜阳，镇肝熄风
- 佐：
  - 玄参、天冬—滋阴清热，壮水函木
  - 茵陈、川楝子、生麦芽——清泄肝热，舒肝理气，有利于肝阳之平降
- 使：甘草—与麦芽合用，和胃调中，调和诸药

天麻钩藤饮(《杂病证治新义》)

歌诀：天麻钩藤石决明，杜仲牛膝桑寄生；
栀子黄芩益母草，茯神夜交神自宁。

趣记：杜甫寄宿黄山，见益母夜天钩戏决明。

对照：杜茯寄—黄山，—益母夜天钩膝决明。

证治分析：

肝阳偏亢——肝风上扰证
- 头痛，眩晕—肝阳偏亢，风阳上扰
- 失眠或夜寐多梦—肝阳偏亢，神失潜藏

——肝阳偏亢，肝风上扰

方解：

平肝熄风清热，活血补益肝肾
- **君** 天麻、钩藤—平肝熄风
- **臣**
  - 石决明—平肝潜阳，清热明目
  - 川牛膝—引血下行
- **佐**
  - 栀子、黄芩—清热泻火，使肝热不上扰
  - 益母草—活血利水
  - 杜仲、桑寄生—补益肝肾
  - 夜交藤、朱茯神—安神定志

大定风珠(《温病条辨》)

歌诀： 大定风珠鸡子黄，三甲五味阿胶襄；
麦冬麻仁甘芍地，阴虚风动此方良。

趣记： 五嫂卖母鸡，吵架骂干弟阿龟。

对照： 五芍麦牡鸡，草甲麻干地阿龟。

证治分析：

阴虚风动证
- 手足瘈疭 —— 肝为风脏，阴液耗伤，血虚不能养肝，肝风内动
- 神倦，脉气虚弱，时时欲脱 —— 真阴大亏，阴液有欲脱之势
- 舌绛苔少——真阴大亏邪少虚多

→ 真阴大亏，虚风内动

方解：

滋阴熄风
- 君　鸡子黄、阿胶—滋阴养液而熄风
- 臣
  - 白芍、麦冬、干地黄 —— 滋阴柔肝，以滋补欲绝之真阴，潜未尽之浮阳
  - 龟版、鳖甲—育阴潜阳
- 佐
  - 牡蛎—平肝潜阳
  - 麻子仁—滋阴润燥
  - 甘草、五味子—酸甘化阴，安中和胃
- 使　甘草—调和诸药

表 1-60　治疗肝风内动方比较

方剂	相同	不同		
		病机	功效	主治
羚角钩藤汤	①均有阴伤。②均治肝风内动,症见手足抽搐,发为痉厥。③均有滋阴熄风之作用	温病极期,热盛动风	凉肝熄风之力较强,滋液舒筋	肝热生风证。症见高热不退,烦闷躁扰,手足抽搐,发为痉厥,甚则神昏,舌绛而干,脉弦而数
大定风珠		温邪久羁,真阴大亏,水不涵木,阴虚动风	滋阴熄风之力强	阴虚动风证。症见温病后期,神倦瘈疭,脉气虚弱,舌绛苔少,时时欲脱
镇肝熄风汤		肝肾阴虚,肝阳上亢,阳亢化风	镇肝熄风,潜阳平肝之力强	类中风证。症见头目眩晕,脑部热痛,面色如醉,半身不遂,目胀耳鸣,脉弦长有力

阿胶鸡子黄汤(《通俗伤寒论》)

歌诀：阿胶鸡子黄汤好，钩藤地芍牡蛎草；

决明茯神络石藤，阴虚风动此方保。

趣记：络神离草地，鸡鸣白狗叫。

对照：络神蛎草地，鸡明白钩胶。

证治分析：

热伤阴血——虚风内动证：
- 筋脉拘急—温热病后，津血已伤，血不养筋
- 手足瘛疭—伸缩不能自如
- 头目眩晕—水不涵木，肝阳上浮，肝风上扰
- 舌绛苔少，脉细数——阴虚津灼之征

（以上）邪热久羁，耗伤阴血，虚风内动

方解：

滋阴养血，柔肝熄风：
- 君：阿胶、鸡子黄——血肉有情之品，滋阴血，熄风阳
- 臣：
  - 生地—生津清热
  - 白芍、甘草——缓急解痉而舒筋
  - （以上）酸甘化阴，柔肝熄风
- 佐：
  - 钩藤、石决明、牡蛎——平肝潜阳，熄风止痉
  - 茯神木—平肝安神，兼能通络
- 使：络石藤—舒筋通络

杏苏散(《温病条辨》)

歌诀： 杏苏散内夏陈前，枳桔苓草姜枣研；
轻宣温润治凉燥，咳止痰化病自痊。

趣记： 苏杏姐将找二陈支钱。

对照： 苏杏桔姜枣二陈枳前。

证治分析：

外感凉燥证
- 恶寒无汗，头微痛—凉燥外袭
- 咳嗽痰稀
  - 肺为燥邪所伤，肺气不宣，
  - 津失输布
- 鼻塞咽干—凉燥外袭，肺气郁遏
- 苔白脉弦—凉燥外袭，兼痰浊之体征

→ 凉燥外袭 肺失宣降

方解：

轻宣凉燥　理肺化痰
- 君
  - 苏叶—辛温不燥，解肌发表，开宣肺气
  - 杏仁—宣肺止咳化痰
- 臣
  - 前胡—疏风降气化痰
  - 桔梗、枳壳——升一降，助杏仁宣肺利气，祛痰止咳
- 佐
  - 半夏、橘皮、茯苓—理气健脾，祛湿化痰
  - 甘草—与桔梗合用，宣肺祛痰
- 使　生姜、大枣—调和营卫，通行津液

桑杏汤(《温病条辨》)

歌诀: 桑杏汤中象贝宜,沙参栀豉与梨皮;
干咳鼻燥右脉大,辛凉甘润燥能医。

趣记: 傻贝母只吃桑杏梨皮。

对照: 沙贝母栀豉桑杏梨皮。

证治分析:

外感温燥证 → 温燥外袭,肺津受灼
- 头痛、身热不甚 —— 温燥之气伤于肺卫,其病轻浅
- 口渴咽干鼻燥,干咳无痰或痰少而黏,舌红苔薄白而干 —— 燥气伤肺,耗津灼液,肺失清肃
- 脉浮数而右脉大者 —— 温燥袭卫表,而右脉属肺

方解:

清宣温燥 润肺止咳
- 君
  - 桑叶—甘寒,轻宣燥热
  - 杏仁—宣利肺气,润燥止咳
- 臣
  - 豆豉—辛凉透表,助桑叶轻宣透热
  - 贝母—清化痰热,助杏仁止咳化痰
  - 沙参—润肺止咳生津
- 佐
  - 栀子皮—质轻而入上焦,清泄肺热
  - 梨皮—清热润燥,止咳化痰

表 1-61　杏苏散与桑杏汤比较

<table>
<tr><th rowspan="2">方名</th><th rowspan="2">相　同</th><th colspan="4">不　同</th></tr>
<tr><th>组成特点</th><th>病机</th><th>功用</th><th>主　治</th></tr>
<tr><td>杏苏散</td><td rowspan="2">①均治燥邪伤肺之轻证。②均以轻宣质润之品组成</td><td>以辛温轻宣质润之品而组成，属于甘温甘辛之法</td><td>凉燥袭肺，肺气不宣，津液不布</td><td>以温宣凉燥，理气化痰为主</td><td>外感凉燥证，头微痛，无汗，咳嗽痰稀，鼻塞咽干，苔白，脉弦</td></tr>
<tr><td>桑杏汤</td><td>以辛凉甘润质轻之药组成，属于辛凉甘润之法</td><td>秋感温燥伤于肺卫，耗津灼液</td><td>以轻宣温燥，凉润肺津为主</td><td>外感温燥证，头痛，身热不甚，口渴咽干鼻燥，干咳无痰，或痰少而黏，舌红苔薄白而干，脉浮数而右脉大者</td></tr>
</table>

清燥救肺汤(《医门法律》)

歌诀: 清燥救肺参草杷,石膏胶杏麦胡麻;
经霜收下冬桑叶,清燥润肺效可夸。

趣记: 叫爸妈炒桑叶,找人卖杏仁膏。

对照: 胶杷麻草桑叶,一人麦杏仁膏。

证治分析:

温燥伤肺 气阴两伤证:
- 身热头痛—肺合皮毛,属燥热伤肺
- 干咳无痰,气逆而喘,胸膈满闷—燥热伤肺,肺失肃降
- 咽喉干燥,鼻燥心烦口渴—燥伤津,热伤气,燥热伤及气阴
- 舌干少苔,脉虚数—燥热为患,气阴两伤之体征

→ 温燥伤肺 气阴两伤

方解:

清燥润肺 益气养阴:
- **君** 桑叶—质轻性寒,清透肺中燥热之邪
- **臣** 石膏—清泄肺胃热;麦冬—养阴润肺——二药合用既清肺经之热又能润肺金之燥
- **佐** 人参—益胃津,养肺气;麻仁、阿胶—养阴润肺,肺得滋则治节有权;杏仁、枇杷叶—苦能降泄肺气,兼润肺燥,使肺肃有权
- **使** 甘草—调和诸药

表 1-62　桑杏汤、清燥救肺汤、沙参麦冬汤比较

方名	相同	不同			
		病机	方义	功效	主证
桑杏汤	①均含桑叶。②均治温燥伤肺之证	温燥外袭，肺津受灼之轻证	香豉辛凉解表，助桑叶轻宣透热，栀子质轻入上焦，清泄肺热	轻宣温燥之法重在宣润	外感温燥之轻证
清燥救肺汤		燥热伤肺，气阴两伤之重证	麻仁、阿胶养阴润肺，麦冬养阴润肺，杏仁、枇杷叶降泄肺气	以润肺降气为主	温燥伤肺之重证
沙参麦冬汤		燥伤肺胃阴分	玉竹、扁豆、花粉滋养胃肺之阴；沙参、桑叶润肺清热	以滋养肺胃之阴为主	温燥外袭，肺胃阴伤之证

麦门冬汤(《金匮要略》)

歌诀： 麦门冬汤用人参，枣草粳米半夏存；

肺痿咳逆因虚火，益胃生津此方珍。

趣记： 干净人冬夏洗澡。

对照： 甘粳人冬夏一枣。

证治分析：

肺胃阴虚证
- 肺阴不足
  - 咳逆上气或咳吐涎沫——肺阴不足，肺失清肃，肺气上逆
  - 咯痰不爽，口干咽燥—虚火上炎，灼津为痰
  - 手足心热，舌红少苔，脉虚数——肺阴不足，阴虚内热
- 胃阴不足
  - 气逆呕吐—胃阴不足，胃失和降，胃气上逆，
  - 口渴咽干—阴虚不能濡润，加上虚火灼津
  - 舌红少苔，脉虚数—阴虚内热

——肺胃阴虚，虚火上炎，气机逆上

方解：

清养肺胃，降逆下气
- 君　麦冬—甘寒清润入肺胃两经，养阴生津，滋液润燥，清虚热
- 臣　人参、甘草、粳米、大枣——益胃气，养胃阴，中气盛则津液上归于肺，亦“培土生金”，虚则补其母之意
- 佐　半夏—降逆下气，化其痰涎，虽属辛燥与麦冬相伍，燥性减而降逆之性犹存，独取其善降肺胃虚逆之气之功，且麦冬得半夏则滋而不腻
- 使　甘草—润肺利咽，调和诸药

益胃汤(《温病条辨》)

歌诀： 益胃汤能养胃阴，冰糖玉竹与沙参；
麦冬生地同煎服，温病须虑热伤津。

趣记： 驻地卖砂糖。

对照： 竹地麦沙糖。

证治分析：

胃阴损伤证：
- 口干咽燥—胃阴损伤津不上承
- 不能食—胃阴亏虚，不能受纳、腐熟水谷
- 舌红少苔，脉细数—阴伤有热之体征

}胃阴损伤

方解：

养阴益胃：
- 君　生地、麦冬 { 味甘性寒，养阴清热，生津润燥，为甘凉益胃之上品
- 臣　北沙参、玉竹—养阴生津以加强生地、麦冬益胃养阴之力
- 使　冰糖—濡养肺胃，调和诸药

养阴清肺汤(《重楼玉钥》)

歌诀： 养阴清肺是妙方，玄参草芍麦地黄；
薄荷贝母丹皮入，时疫白喉急煎尝。

趣记： 杨阴清非卖薄荷梢，选贝母弟担草。

对照： 养阴清肺麦薄荷芍，玄贝母地丹草。

证治分析：

白喉之阴虚燥热证：
- 喉间起白斑如腐，不易拔去，咽喉肿痛，鼻干唇燥——喉为肺系，肾脉挟咽系舌本，肺肾阴亏，虚火上炎，复加疫毒上犯
- 初起发热或不发热—复感疫毒所致
- 或咳或不咳似喘非喘—虚火灼肺，肺失清肃
- 呼吸有声—虚火上炎，气道受阻

（以上总属：素体阴虚蕴热，复感疫毒）

方解：

养阴清肺，解毒利咽：
- 君　生地—甘寒入肾，养阴清热
- 臣
  - 玄参—养阴生津，泻火解毒
  - 麦冬—养阴清肺
- 佐
  - 丹皮—清热凉血消肿
  - 白芍—益阴养血
  - 贝母—润肺化痰，清热散结
  - 薄荷—辛凉而散，疏表利咽
- 使　生甘草—泻火解毒，调和诸药

百合固金汤(《慎斋遗书》)

歌诀：百合固金二地黄，玄参贝母桔甘藏；
麦冬芍药当归配，喘咳痰血肺家伤。

趣记：百合固金归原处，姐妹二弟拜老母。

对照：百合固金归原处，桔麦二地白老母。

证治分析：

肺肾阴亏 虚火上炎证
- 咳嗽气喘—肺肾阴虚，虚热灼肺，肺失清肃
- 痰中带血—虚火上炎，灼伤肺络
- 头晕目眩—肾阴亏损，头窍失养
- 咽喉燥痛—阴虚生内热，虚火上炎
- 骨蒸潮热，手足心热；舌红少苔，脉细数—阴虚有热之体征

（以上）肺肾阴亏 虚火灼肺

方解：

滋养肺肾 止咳化痰
- 君
  - 百合—甘苦微寒，滋阴清热，润肺止咳
  - 生地、熟地—既能滋阴养血又能清热凉血
- 臣
  - 麦冬—甘寒协百合以滋阴清热，润肺止咳
  - 玄参—咸寒助二地滋阴壮水，以清虚火
- 佐
  - 当归—治咳逆上气
  - 白芍—养血和血
  - 贝母—润肺化痰止咳
  - 桔梗—清利咽喉，化痰散结，载药上行
- 使 生甘草—清热泻火，调和诸药

补肺阿胶汤(《小儿药证直诀》)

歌诀：补肺阿胶马兜铃，鼠粘甘草杏糯停；
肺虚火盛人当服，顺气生津嗽可宁。

趣记：阿娇赶牛马，卖杏卖米。

对照：阿胶甘牛马，一杏一米。

证治分析：

肺阴虚热盛 喘咳证
- 咳嗽气喘、咽喉干燥——肺阴不足，阴虚有热，津液被灼；气逆不降
- 喉中有声—痰阻于喉，与气相搏
- 痰中带血—久咳不已，肺络受损
- 舌红少苔，脉细数—阴虚有热之征

（以上共属：肺阴不足　阴虚有热）

方解：

养阴补肺　清热止血
- 君　阿胶—甘平质黏，用量独重滋阴补肺，养血止血
- 臣
  - 马兜铃—清泄肺热，化痰宁嗽
  - 牛蒡子—宣肺清热，化痰利咽
  - 杏仁—宣降肺气，止咳平喘
- 佐使　糯米、甘草—补脾益肺，调和诸药，“培土生金”

玉液汤(《医学衷中参西录》)

歌诀：玉液山药芪葛根，花粉知味与内金；
消渴口干溲多数，补脾固肾益气阴。

趣记：葛天花岂知山鸡味。

对照：葛天花芪知山鸡味。

证治分析：

消渴证（肺燥，胃热阴虚）：
- 口常干渴—肾虚胃燥，津不上承
- 饮水不解—真阴亏虚
- 小便数多—肾虚不固，气不布津
- 困倦气短，脉虚细无力—气虚鼓动无力

方解：

益气滋阴，固肾止渴：
- 君　黄芪、山药—益气滋阴，补脾固肾
- 臣　知母、天花粉
  - 滋阴清热，润燥止渴，
  - 配黄芪、山药，使气旺水生
- 佐
  - 葛根—升阳生津，助脾气上升，散精达肺
  - 鸡内金—助脾健运而化水谷
  - 五味子—酸收固肾生津

琼玉膏(申铁翁方录自《洪氏集验方》)

歌诀: 琼玉膏用生地黄,人参茯苓白蜜尝;
肺燥干咳虚劳证,金水相滋效力彰。

趣记: 神秘的人。

对照: 神蜜地人。

证治分析:

肺痨证
- 干咳少痰,咽燥咳血—肺肾阴亏,虚火灼肺
- 肌肉消瘦,气短乏力—脾胃气虚,生化不足
- 舌红少苔,脉细数—阴虚有火之体征

} 肺肾阴亏 脾胃气虚

方解:

滋阴润肺 益气补脾
- **君** 生地—滋阴壮水 } 金水相生,壮水制火
- **臣** 白蜜—补中润肺 } 金水相生,壮水制火
- **佐** 人参、茯苓—益气健脾而土旺金生,且茯苓味淡气薄,能化痰涎,用于大量滋润药中,可使滋而不腻,补而不滞

注: 神指茯苓。

表1-63 治咳血方比较

方名	病因	主治	功效
大补阴丸	肝肾阴亏，虚火上炎，木火刑金，损伤肺络	阴虚火旺证。咳嗽咯血，盗汗，遗精，骨蒸潮热，心烦易怒，足膝热痛	滋阴降火
补肺阿胶汤	阴虚有热，津液被灼，肺失宣肃，咳伤肺络	小儿肺虚有热证。咳嗽气喘，痰中带血，咽喉干燥，喉中有声，舌红少苔，脉细数	养阴补肺，镇咳止血
咳血方	肝火灼肺，肺络受损，血液外溢	肝火犯肺之咳血证，咳嗽痰稠带血，痰质黏稠，心烦易怒，胸胁作痛，咽干口苦，颊赤便秘，舌红苔黄，脉弦数	清肝宁肺，凉血止血
十灰散	火热炽盛，灼伤脉络，迫血妄行	血热妄行。呕血，吐血，咯血，嗽血	凉血止血
百合固金汤	肺肾阴虚，虚火上炎，咳伤肺络	肺肾阴亏，虚火上炎证。咳嗽气喘，痰中带血，咽喉燥痛，头目眩晕，午后潮热	滋阴保肺，化痰止咳
琼玉膏	肺痨久病，肺肾阴亏，脾胃气虚，虚火灼络	肺痨。干咳少痰，咽燥咯血，肌肉消瘦，气短乏力，舌红少苔，脉细数	滋阴润肺，益气补脾

增液汤(《温病条辨》)

歌诀： 增液玄参与地冬，热病津枯便不通；
补药之体作泻剂，但非重用不为功。

趣记： 玄生卖地。

对照： 玄参麦地。

证治分析：

阳明温病 — 津亏便秘证：
- 大便秘结，口渴 → 温病伤津液枯，肠燥传导失司
- 舌干红脉细数或沉而无力 → 阴伤之征

→ 阳明温病津亏肠燥

方解：

增液润燥：
- 君　玄参—苦咸寒，养阴生津，启肾水以滋肠润燥
- 臣　麦冬—甘寒，增液润燥
- 佐　生地—甘寒，养阴润燥

平胃散(《太平惠民和剂局方》)

歌诀：平胃散用朴陈皮，苍术甘草姜枣齐；
燥湿运脾除胀满，调胃和中此方宜。

趣记：苍术皮老厚。

对照：苍术皮老厚。

证治分析：

湿滞脾胃证
- 脘腹胀满—湿浊内盛，湿阻气滞
- 不思饮食，口淡无味，常多自利—湿浊困阻，脾胃运化失司，湿浊下注
- 呕吐恶心，嗳气吞酸—脾为湿困，胃失和降
- 肢体沉重，怠惰嗜卧—脾主肌肉，湿注肢体
- 苔白腻而厚，脉缓—湿浊内盛之体征

→ 湿浊困阻 脾胃气滞

方解：

燥湿运脾 行气和胃
- 君 苍术—味苦性温而燥，最善燥湿健脾，使湿去脾运有权，脾健则湿邪得化
- 臣 厚朴—辛苦性温，能行气消满且有芳香苦燥之性，行气而兼祛湿
- 佐 陈皮—理气和胃，芳香醒脾，以助苍术、厚朴之力
- 使 甘草—甘缓和中，调和诸药；生姜、大枣—调和脾胃

表 1-64 治疗脾胃损伤方比较

方剂	病因病机	主治	功效
理中丸	脾胃阳虚，寒自内生，中焦虚寒	① 脾胃虚寒证。症见痛、利、吐、冷。② 阳虚失血。③ 小儿慢惊。④ 病后喜唾涎沫。⑤ 霍乱吐泻。⑥ 胸痹等中焦脾胃虚寒所致者	温中祛寒，补气健脾
参苓白术散	脾胃气虚，湿自内生	脾虚夹湿证。症见饮食不化，胸脘痞闷，肠鸣泄泻，四肢乏力，形体消瘦，面色萎黄，舌淡苔白腻，脉虚缓	益气健脾，渗湿止泻
厚朴温中汤	脾胃为寒湿所伤，气机受阻	寒湿气滞证。症见脘腹胀满或疼痛，不思饮食，舌苔白腻，脉沉弦	温中行气，燥湿除满
平胃散	脾胃为湿邪所困，气机不畅	湿滞脾胃证。症见脘腹胀满，不思饮食，呕吐恶心，肢体沉重，怠惰嗜卧，常多自利，苔腻，脉缓	燥湿运脾，行气和胃
四君子汤	脾胃气虚，健运失司	脾胃气虚证。症见面色㿠白，语声低微，气短乏力，食少便溏，舌淡苔白，脉虚弱	益气健脾

藿香正气散(《太平惠民和剂局方》)

歌诀： 藿香正气大腹苏，甘桔陈苓术朴俱；
夏曲白芷加姜枣，解表化湿法兼顾。

趣记： 二陈姐想找江苏白蜘蛛，补大腹皮。

对照： 二陈桔香枣姜苏白芷术，补大腹皮。

证治分析：

外感风寒 内伤湿滞证
- 发热恶寒头痛—外感风寒，卫阳郁遏
- 胸膈满闷，脘腹疼痛—湿浊阻滞，气机不畅
- 恶心呕吐，肠鸣泄泻—湿滞肠胃，脾胃不和，升降反作
- 舌苔白腻—湿郁之象

外感风寒 内伤湿滞

方解：

解表化湿 理气和中
- 君 藿香—辛温而解在表之风寒，芳香而化在里之湿浊，且可辟秽和中，升清降浊
- 臣
  - 紫苏、白芷—辛香发散，助藿香外散风寒，兼可芳化湿浊
  - 半夏曲、陈皮—理气燥湿和胃，降逆止呕
  - 白术、茯苓—健脾运湿，和中止泻
- 佐
  - 厚朴、大腹皮—行气化湿，畅中除满
  - 桔梗—宣肺利膈，既益于解表，又助其化湿
  - 生姜、大枣—外和营卫，内调脾胃
- 使 甘草—调和诸药

表 1-65 藿香正气散与平胃散比较

方名	相同	不同 组成	 功用	 主治
平胃散	①都有陈皮、厚朴、甘草。②都能够祛湿理气和中。③均治疗湿邪阻滞，脾胃气机不畅之证。④均有脘腹胀满、呕吐之症状	苍术	燥湿运脾，行气和胃，燥湿之力较强	湿滞脾胃证。症见脘腹胀满，不思饮食，恶心呕吐，嗳气吞酸，肢体沉重，怠惰嗜卧，常多自利，舌苔白腻而厚，脉缓
藿香正气散		大腹皮、紫苏、白芷、茯苓、白术、半夏曲、桔梗、藿香	解表化湿，理气和中，化湿之力强，并能解表	外感风寒，内伤湿滞证。症见霍乱吐泻，恶寒发热，头痛，脘腹疼痛，舌苔白腻，以及山岚瘴疟等

茵陈蒿汤(《伤寒论》)

歌诀： 茵陈蒿汤治阳黄，栀子大黄组成方；
栀子柏皮加甘草，茵陈四逆治阴黄。

趣记： 黄山好。

对照： 黄山蒿。

证治分析：

湿热黄疸：
- 一身面目俱黄，黄色鲜明——湿热与瘀热交蒸于肌肤
- 小便短赤—湿热郁蒸，膀胱为其所扰
- 腹微满—湿热蕴结，气机受阻
- 口渴—湿热并重伤津
- 苔黄腻，脉沉数—湿热内郁之征

——湿热郁蒸

方解：

清热利湿退黄：
- 君　茵陈—清热利湿退黄，为治黄疸之要药
- 臣　栀子—清热降火通利三焦，使湿热从小便下行
- 佐　大黄—泻热逐瘀，通利大肠，导瘀热，由大便而下

——三药合用，可使湿热得行，瘀热得下，则黄疸自退

表1－66 附方与茵陈蒿汤比较

方名	相同	不同：组成	不同：功用	不同：主治
茵陈蒿汤	①均含茵陈。②均能治疗黄疸	栀子、大黄	清热利湿，清热与利湿并重	湿热黄疸，一身面目俱黄，黄色鲜明，腹微满，口中渴，溲赤
栀子柏皮汤	①均含茵陈。②均能治疗黄疸	栀子、甘草、黄柏	清热之力大于利湿	伤寒身热发黄，黄色鲜明
茵陈四逆汤	①均含茵陈。②均能治疗黄疸	干姜、甘草、附子	温阳，利湿退黄	阴黄证。症见黄色晦暗，皮肤冷，背恶寒，手足不温，身体沉重，神倦食少，脉沉细无力

八正散(《太平惠民和剂局方》)

歌诀： 八正木通与车前，萹蓄大黄滑石研；
草梢瞿麦兼栀子，煎加灯草痛淋蠲。

趣记： “六一”聚黄山，等车通宿。

对照： “六一”瞿黄山，灯车通蓄。

证治分析：

湿热淋证
- 小便浑赤，溺时涩痛，淋漓不畅，甚或癃闭不通——湿热蕴于下焦结于膀胱
- 小腹急满—湿蕴气滞
- 口燥咽干—热重于湿，邪热上炎
- 苔黄腻脉滑数—湿热蕴结之体征

——湿热蕴于下焦 结于膀胱

方解：

清热泻火 利水通淋
- 君：木通、滑石、瞿麦、萹蓄、车前子——清热利湿，利水通淋
- 臣：栀子—清泻三焦湿热，使湿热从小便而出
- 佐：
  - 大黄—泄热降火，使瘀热从大便而泄
  - 甘草—调和诸药，止茎中痛
- 使：灯心草—导热下行

注：“六一”即滑石、甘草。

表 1－67 八正散与五淋散比较

方名	相同	不同
八正散	①均有清热利水通淋之功。②均可治湿热蕴结膀胱的热淋	功用为清热泻火，利水通淋，重在清热通淋，治疗热淋为主
五淋散		功用为清热凉血，利水通淋，重用栀子、赤芍，重在清热凉血，治疗血淋为主

三仁汤(《温病条辨》)

歌诀： 三仁杏蔻薏苡仁，朴夏白通滑竹伦；
水用甘澜扬百遍，湿温初起法堪遵。

趣记： 三人爬竹竿扑通滑下来。

对照： 三仁—竹—朴通滑夏—。

证治分析：

湿温初起邪在气分 及暑温夹湿
- 头痛恶寒
  - 湿温初起，邪在气分，
  - 卫阳为湿邪所阻遏，卫阳失于温煦
- 身重疼痛—湿邪重着，客于肌肤
- 午后身热—湿为阴邪，湿遏热伏
- 胸闷不饥—湿阻气机不畅
- 面色淡黄，苔白不渴，脉弦细而濡 — 皆为湿郁之象，湿重于热

→ 湿温初起 邪在气分

方解：

宣畅气机 清利湿热
- 君
  - 杏仁—宣利上焦肺气，肺主一身之气，气化则湿亦化（宣上）
  - 白蔻仁—芳香化湿，行气宽中，畅中焦之脾气（畅中）
  - 薏苡仁—甘淡性寒，利湿清热而健脾，可疏导下焦，使湿从小便而去（渗湿）
- 臣
  - 滑石—甘淡性寒，清利湿热而解暑
  - 通草、竹叶—甘寒淡，助清利湿热之力
- 佐
  - 半夏、厚朴 — 辛苦性温，行气散结，化湿除痞，既助行气化湿之功，又使寒凉而不碍湿

表 1-68 藿朴夏苓汤、黄芩滑石汤、三仁汤比较

方名	相同	不同
三仁汤	①三方均有白蔻仁、通草。②均有化气利湿之功。③均可治疗湿温证	组成中还有杏仁、薏苡仁、厚朴、半夏、滑石、竹叶，方中三仁配伍滑石、竹叶，佐以祛暑清热。故治湿温初起，湿重热轻之证
藿朴夏苓汤		组成中还有藿香、半夏、杏仁、薏仁、赤苓、猪苓、豆豉、泽泻、厚朴。方中以三仁配藿香、淡豆豉，化气利湿兼解表。治湿温初起表证明显者
黄芩滑石汤		组成中还有黄芩、滑石、茯苓皮、大腹皮、猪苓。方中以黄芩配滑石、二苓，清热与利湿并用，主治湿温邪在中焦，湿热并重者

牛角散(《神巧万全方》)

歌诀：牛角散中用黄芩，王不留行芍将军；
蒲葵通车苇滑石，石淋血淋此方斟。

趣记：冬天大木水车滑，流行勤捕刺猬。

对照：冬一大木水车滑，留行芩蒲赤苇。

证治分析：

湿热蕴结之石淋 血淋（下焦湿热 煎熬成石）
- 小便下砂石，小腹结痛闷绝——湿热浸淫下焦，煎熬日久，结成砂石，阻滞膀胱水道
- 小便下血，夹碎血丝、血片，淋漓涩滞——湿热深入膀胱血分，损伤血络，迫血外溢，凝结成瘀，闭塞窍道
- 舌红苔黄或腻，脉数——邪热内盛之象

方解：

通淋排石 凉血止血
- 君
  - 水牛角—清心肺之热，清气凉血而止血
  - 冬葵子—清热利湿，通淋滑窍而排石
- 臣
  - 黄　芩—清热泻火
  - 大　黄—逐瘀通腑
  - 木通、石韦、滑石、车前子——利水通淋
- 佐使
  - 蒲黄、赤芍—凉血散瘀
  - 王不留行—活血通窍

甘露消毒丹(《温热经纬》)

歌诀: 甘露消毒蔻藿香,茵陈滑石木通菖;
芩翘贝母射干薄,湿温时疫是主方。

趣记: 秦香莲被射中,花和尚都沉痛。

对照: 芩香连贝射一,滑荷菖豆陈通。

证治分析:

湿温时疫 邪在气分 —— 湿热并重证:
- 发热,倦怠肢酸—湿热交蒸,湿邪重浊
- 颐肿,咽肿,口渴—热毒上攻
- 胸闷腹胀—湿热下注,湿遏清阳,气机阻滞
- 小便短赤,泄泻淋浊—湿热下注
- 身目发黄—热为湿遏不得发越,湿热熏蒸
- 舌苔黄腻,脉濡数或滑数—湿热疫毒之体征

→ 湿热疫毒 壅遏气分

方解:

清热解毒 利湿化浊:
- 君
  - 滑石—清热利湿解暑
  - 茵陈—清热利湿退黄
  - 黄芩—清热燥湿,泻火解毒
  - (以上)清热利湿
- 臣
  - 石菖蒲、藿香—辟秽和中,宣湿浊之壅滞
  - 白蔻—芳香悦脾,使气畅湿去
  - 木通—清利湿热,导湿热从小便而出
- 佐 连翘、射干、贝母、薄荷—解毒利咽,散结消肿

连朴饮(《霍乱论》)

歌诀： 连朴饮用香豆豉，菖蒲半夏焦山栀；
芦根厚朴黄连入，湿热霍乱此方施。

趣记： 廉颇下山斗卢昌。

对照： 连朴夏山豆芦菖。

证治分析：

湿热霍乱：
- 上吐下泻—湿热蕴伏，清浊相干，升降失常
- 胸脘痞闷—湿阻气滞
- 心烦躁扰—热扰心神
- 小便短赤舌苔黄腻脉滑—湿热郁伏之体征

→ 湿热内蕴　升降失司

方解：

清热化湿　理气和中：
- 君
  - 黄连—清热燥湿
  - 厚朴—行气化湿
- 臣
  - 石菖蒲—芳香化湿而悦脾
  - 半夏—燥湿降逆和胃，以助化湿和胃止呕之力
- 佐
  - 山栀、豆豉—清宣胸脘之郁热
  - 芦根—清热和胃，除烦止吐，生津行水

表 1－69　连朴饮与蚕矢汤比较

方名	相同	不同		
		病机	功效特点	主证
连朴饮	①均有半夏、黄连、栀子。②均能清热利湿。③均治湿热霍乱之吐泻	内伤饮食，外感湿浊，脾胃升降失常	重用芦根伍以黄连、半夏、菖蒲、厚朴，偏于和胃止呕，治霍乱呕吐为主	霍乱吐泻，胸脘痞闷，心烦躁扰，小便短赤，舌苔黄腻，脉滑
蚕矢汤		霍乱吐泻伤津，筋脉失养	配以木瓜、薏苡仁祛湿舒筋，治霍乱转筋为主	湿热霍乱，吐泻转筋，口渴烦躁，舌苔黄厚而干，脉濡数

当归拈痛汤(《兰室秘藏》)

歌诀： 当归拈痛羌防升，猪泽茵陈芩葛朋；
二术苦参知母草，疮疡湿热服之应。

趣记： 当谢诸葛之少放枪，臣生擒二猪身。

对照： 当泻猪葛知草防羌，陈升芩二术参。

证治分析：

湿热相搏 外受风邪证：
- 遍身肢节烦痛，肩背沉重 —— 湿热困于肢节，外受风邪，经络经气不利，湿性重浊
- 脚气肿痛，脚膝生疮 —— 湿热下注，浸淫关节肌肤
- 舌苔白腻微黄，脉弦而数 —— 湿热为患之体征

→ 湿热内蕴 外受风邪

方解：

利湿清热 疏风止痛：
- 君
  - 羌活—祛风胜湿，止周身痹痛
  - 茵陈—清热利湿，通利关节
- 臣
  - 猪苓、泽泻—利水渗湿；黄芩、苦参—清热燥湿 —— 助祛湿清热之力
  - 防风、葛根、升麻—解表疏风，升阳化湿
- 佐
  - 白术、苍术—健脾燥湿而助运化
  - 人参、当归—益气养血，扶正祛邪
  - 知母—清热养阴，以防苦燥伤正
- 使　甘草—调药和中

二妙散(《丹溪心法》)

歌诀： 二妙散中苍柏兼，若云三妙牛膝添；
四妙再加薏苡仁，湿热下注痿痹痊。

证治分析：

湿热下注证：
- 筋骨疼痛—湿热痹阻筋骨
- 足膝疼痛—湿热着于下肢
- 或两足痿软—湿热下注，筋脉驰缓
- 湿热带下或下部湿疮、湿疹，小便淋浊—湿热下注带脉与前阴
- 舌苔黄腻—湿热之象

—湿热下注

方解：

清热燥湿：
- 君　黄柏—苦寒清热燥湿，偏入下焦，善祛下焦之湿热
- 臣　苍术—燥湿健脾，使湿去而不再生

五苓散(《伤寒论》)

歌诀： 五苓散治蓄水证，泽泻白术与二苓；
温阳化气添桂枝，利湿解表治水停。

趣记： 吾令贵侄择白猪。

对照： 五苓桂枝泽白猪。

证治分析：

蓄水证或水湿——内停证或痰饮证：
- 外有表证：
  - 头痛发热—表邪未尽
  - 小便不利—邪入膀胱，气化不行，水湿内停
  - 烦渴欲饮—水蓄下焦，气不化津，水精不布
  - 水入即吐—饮入之水，不得输布
  - 苔白脉浮—表邪未尽，内停水湿之体征
- 内停水湿：
  - 水肿—水湿泛溢肌肤
  - 泄泻小便不利，霍乱吐泻—水湿停滞，脾胃呆滞，升降失司
  - 脐下动悸，吐涎沫而头眩—水蓄下焦，沿肾脉上冲，浊水上泛，清阳不升
  - 或短气而咳—水饮上犯于肺，肺失清肃

方解：

利水渗湿、温阳化气：
- 君　泽泻—甘淡性寒，直达肾与膀胱，利水渗湿
- 臣　猪苓、茯苓—淡渗利水，渗湿蠲饮
- 佐
  - 白术—健脾而运化水湿，转输精津，使水精四布，而不直趋于下
  - 桂枝—一药二用，既外解太阳之表，又内助膀胱，温阳气化以行水

表 1-70 五苓散类方比较

方名	组成	功用	主治
四苓散	五苓散去桂枝	功专淡渗利水	内伤饮食，水湿内停，小便短少，大便溏泄
茵陈五苓散	五苓散加茵陈	利湿清热，退黄疸	湿热黄疸，湿多热少，小便不利
胃苓汤	五苓散、平胃散合方	祛湿和胃，行气利水	主治水湿内盛之泄泻、水肿、小便不利

猪苓汤(《伤寒论》)

歌诀: 猪苓汤用猪茯苓,泽泻滑石阿胶并;
小便不利兼烦渴,利水养阴热亦平。

趣记: 猪苓腹泻滑一跤。

对照: 猪苓茯泻滑一胶。

证治分析:

水热互结证
- 小便不利、口渴欲饮——水热互结水气不化津液不布
- 发热—邪从热化
- 心烦不寐—邪热伤阴,阴虚邪热上扰神明
- 咳嗽—水气上逆于肺
- 呕恶—水气中攻于胃
- 下利—水湿下渗于大肠
- 舌红苔白或微黄,脉细数—阴伤有热之象

（水热互结，邪热伤阴）

方解:

利水清热养阴
- 君　猪苓—入膀胱肾经,淡渗利水
- 臣　泽泻、茯苓—甘淡助猪苓利水渗湿之力
- 佐
  - 滑石—甘寒利水而清热
  - 阿胶—甘咸润燥而滋阴

表 1-71 五苓散与猪苓汤比较

方名	相同	不同			
		组成	病因病机	功用	主治
五苓散	①组成均有猪苓、茯苓、泽泻。②功用均能利水渗湿。③均治小便不利	白术、桂枝	表邪未解，内传太阳之腑，膀胱气化不利	利水渗湿，温阳化气	①蓄水证。症见小便不利，头痛微热，烦渴欲饮，饮入即吐，苔白脉浮。②水湿内停证。症见水肿，泄泻，小便不利，霍乱。③痰饮。脐下动悸，吐涎沫而头眩，或短气而咳者
猪苓汤		阿胶、滑石	伤寒之邪入里化热，水热互结，热伤阴津	利水清热养阴	水热互结证。症见小便不利，发热，口渴欲饮或心烦不寐，或兼有咳嗽，呕恶，下利等，舌红苔白或微黄，脉细数

表 1－72　利水通淋(治淋证)方比较

	功用	主治	病因病机	主　　症
导赤散	清心养阴利水	心经火热证	心经热盛，下移小肠	心胸烦闷，口渴面赤，意欲冷饮，口舌生疮，小便赤涩热痛，舌红脉数
小蓟饮子	凉血止血，利水通淋	血淋尿血	下焦瘀热，热聚膀胱，损伤血络	尿中带血，小便频数，赤涩热痛，舌红，脉数
八正散	清热泻火，利水通淋	湿热淋证	湿热下注膀胱	尿频尿急，溺时涩痛，尿色浑赤，甚则癃闭不通，小腹急满，口燥咽干，舌苔黄腻，脉滑数
猪苓汤	利水清热养阴	水热互结证	水热互结，热伤阴津	小便不利，发热，口渴欲饮，或心烦不寐或兼咳嗽，呕吐，下利，舌红苔白或微黄，脉细数

防己黄芪汤(《金匮要略》)

歌诀： 防己黄芪金匮方，白术甘草枣生姜；
汗出恶风兼身重，表虚湿盛服之康。

趣记： 老房骑猪过大江。

对照： 老防芪术一大姜。

证治分析：

表虚不固之风水或风湿：
- 汗出恶风—表虚不固，外受风邪
- 身重浮肿—水湿停滞，郁于肌腠
- 小便不利—水湿内停，气化不利
- 舌淡苔白—气虚兼湿
- 脉浮—风邪在表之象

→ 表虚受风，水湿郁表

方解：

益气祛风，健脾利水：
- 君
  - 防己—祛风行水
  - 黄芪—益气固表，行水消肿
  - 二者相伍，祛风不伤正，固表不留邪，又行水气
- 臣
  - 白术—补气健脾燥湿，与黄芪相伍，固表之力增，
  - 与防己相配，祛湿行水之力强
- 佐　生姜、大枣—解表行水，调和营卫，助黄芪实表
- 使　甘草—培土和中，调和药性

五皮散(《华氏中藏精》)

歌诀： 五皮散用五般皮，陈茯姜桑大腹奇；
或以五加易桑白，脾虚腹胀此方宜。

趣记： 陈夫妇丧生。

对照： 陈腹茯桑生。

证治分析：

皮水
- 一身悉肿，肢体沉重—脾虚湿盛，水溢肌肤四肢
- 心腹胀满—水气上冲，阻滞气机
- 上气喘急—水湿上泛肺源，肺失肃降
- 小便不利—肺失肃降，通调失司，水湿内停
- 苔白腻脉浮缓—脾虚湿盛之体征

脾虚湿盛　水溢肌肤

方解：

利水消肿　理气健脾
- 君　茯苓皮—甘淡渗利，利水消肿
- 臣
  - 大腹皮—下气行水，消胀除满
  - 陈皮—理气和胃，醒脾化湿
- 佐
  - 桑白皮—肃降肺气，通调水道，利水消肿
  - 生姜皮—和脾降肺，行水消肿而除胀满

苓桂术甘汤(《金匮要略》)

歌诀： 苓桂术甘化水剂，温阳化饮又健脾；
饮邪上逆胸胁满，水饮下行悸眩移。

证治分析：

中阳不足——痰饮证：
- 胸胁支满—饮阻气机，气上冲胸
- 咳吐清痰，短气而咳，心悸—饮邪上凌心肺
- 目眩—饮邪内停清阳不升
- 苔白滑，脉弦滑—湿聚成饮之征

——中焦阳虚，脾失健运，湿聚成饮

方解：

温阳化饮 健脾利湿：
- 君　茯苓—淡渗利湿，健脾祛痰化饮
- 臣　桂枝—温阳化气，既可温阳以化饮，又能化气以利水，且兼平冲降逆。二药一利一温，对水饮滞留偏寒者，实有温化渗利之妙
- 佐　白术—健脾燥湿，助脾运化使脾阳健旺，水湿自除
- 使　甘草—益气和中调药，可使饮去脾和，湿不复聚

肾着汤(《金匮要略》)

歌诀： 肾着汤内用干姜，茯苓甘草白术襄；
伤寒身重与腰冷，亦名甘姜苓术汤。

趣记： 将住上甘岭。

对照： 姜术—甘苓。

证治分析：

肾着病
- 身重腰下冷痛，腰重如带五千钱 → 寒湿外袭，痹于腰部
- 饮食如故，小便自利，口不渴 → 邪在肌里，未伤脏腑

→ 寒湿外袭 痹于腰部

方解：

温脾胜湿
- 君　干姜—取辛热之性，温中祛寒
- 臣　茯苓—淡渗利湿

（君、臣）→ 一温一利，温以胜寒，利以渗湿
- 佐　白术—健脾燥湿以助除湿之力
- 使　甘草—调和药性而和脾胃

真武汤(《伤寒论》)

歌诀： 真武汤壮肾中阳，茯苓术芍附生姜；
少阴腹痛寒水气，悸眩瞤惕保安康。

趣记： 珠江少妇灵。

对照： 术姜芍附苓。

证治分析：

阳虚水肿证：
- 小便不利—脾肾阳虚，不能化气行水
- 四肢沉重疼痛，或肢体浮肿—湿聚内停，外溢肌肤
- 腹痛下利—阳虚有寒，水湿下注
- 苔白不渴脉沉—寒湿内聚之体征

过汗伤阳证：
- 太阳病发汗，汗出不解
- 其人仍发热—过汗亡阳，表证未解
- 心下悸—阳虚水饮内停，上凌于心
- 头眩—阳虚水停，清阳不升
- 身瞤动，振振欲擗地—过汗伤阴，阴耗阳伤，筋脉肌肉失养

（以上总属：脾肾阳虚，水气内停）

方解：

温阳利水：
- 君　附子—大辛大热，温肾助阳以化水气，兼暖脾土以温运水湿
- 臣　茯苓、白术—健脾利湿，淡渗利水，使水气从小便而出
- 佐
  - 生姜—辛温，既助附子之温阳祛寒，又伍茯苓、白术以温散水湿
  - 白芍—取其利小便行水，取其缓急止腹痛，取其敛阴缓急以解身瞤动

实脾散(《重订严氏济生方》)

歌诀： 实脾苓术与木瓜，甘草木香大腹加；
草果附姜兼厚朴，虚寒阴水效堪夸。

趣记： 二佛煮老姜，瓜果扑鼻香。

对照： 二茯术老姜，瓜果朴皮香。

证治分析：

脾肾阳虚——水气内停之阴水：
- 阳虚水肿—脾肾阳虚，水湿泛于肌肤
- 腰以下肿甚—水为阴邪，其性下趋
- 手足不温—脾主四肢，阳虚不温
- 胸腹胀满—水湿内停，气机不畅
- 大便溏薄—水湿下注，阳虚健运失司
- 小便短少—阳虚不能化气行水
- 口中不渴，舌淡苔腻，脉沉迟者——脾肾阳虚水湿壅盛之体征

——脾肾阳虚，阳不化水，水气内停

方解：

温阳健脾，行气利水：
- 君：
  - 干姜—温脾阳，助运化，散寒水
  - 附子—温脾肾，助气化，行阴水之停滞
  - ——二药合用温养脾肾扶阳抑阴
- 臣：茯苓、白术——健脾燥湿，淡渗利水，使水湿从小便而利
- 佐：
  - 厚朴、木香、大腹子、草果——下气导滞，化湿行水，使气行则湿邪得化，气行则胀消
  - 木瓜—除湿醒脾和中
- 使：甘草、生姜、大枣—调和诸药，益脾和中

表 1－73 真武汤与实脾散比较

方名	相同	不同		
		组成	功效特点	主治
真武汤	①均含有茯苓、白术、生姜、附子。②均能温补脾肾助阳行水。③均治脾肾阳虚水肿	芍药	温阳利水偏于温肾阳	脾肾阳虚，水气内停，重在肾阳不足者，及过汗亡阳者。症见形寒肢冷，小便不利，四肢沉重，浮肿，腹痛下利，苔白脉沉者。或其人仍发热，心悸头弦，身瞤动，振振欲擗地以肾阳虚为主者
实脾散		木瓜、干姜、木香、厚朴、草果、槟榔、甘草	温阳健脾，行气利水，偏于温补脾阳	脾肾阳虚，气不化水，水气内停，重在脾阳虚。症见浮肿，身重，腰以下肿甚。手足不温，食少，脘腹胀满，大便溏薄，小便不利，脉沉迟

表 1-74 治疗水肿、小便不利方比较

方名	功用	病因病机	主治	主症
五苓散	利水渗湿，温阳化气	外有表邪，内停水饮	① 蓄水证。② 水湿内停。③ 痰饮	① 头痛微热，烦渴欲饮，甚者水入即吐，小便不利，舌苔白脉浮。② 小便不利，霍乱，水肿、泄泻。③ 脐下动悸，吐涎沫，头眩，或短气而咳
猪苓汤	利水清热养阴	水热互结，邪热伤阴	水热互结证	① 小便不利，发热，口渴欲饮，多伴心烦不寐。② 小便涩痛，点滴难出，小腹满痛的血淋证
防己黄芪汤	益气祛风，健脾利水	正虚卫外不固，外受风邪，水湿郁于肌表	风水风湿	汗出恶风，身重，小便不利，苔白脉浮
五皮散	利湿消肿，理气健脾	脾虚湿盛，气滞水停	皮水证	一身悉肿，肢体沉重，心腹胀满，上气喘急，小便不利，妊娠水肿，苔白腻，脉沉缓
真武汤	温阳利水	脾肾阳虚，水气内停（重在肾阳不足）	① 脾肾阳虚、水气内停；② 太阳病过汗伤阳	形寒肢冷，小便不利，四肢沉重，浮肿腹痛下利，苔白，脉沉
实脾散	温阳健脾，行气利水	脾肾阳虚，气不化水（重点在脾阳虚）兼有气滞	阳虚水肿	浮肿身重，腰以下肿甚，手足不温，食少，脘腹胀满、大便溏薄，小便不利，苔厚腻，脉沉迟
肾气丸	温补肾阳	肾阳不足，下元虚衰	肾阳不足	腰酸脚软，下半身常有冷感，小便不利，舌淡体胖有齿痕

萆薢分清饮(《丹溪心法》)

歌诀: 萆薢分清菖蒲需,萆薢乌药益智俱;
或益茯苓盐煎服,通心固肾浊精驱。

趣记: 萆薢铺里无一人。

对照: 草薢蒲一乌益仁。

证治分析:

下焦虚寒之膏淋白浊:
- 小便频数无度——下焦虚寒,封藏失职,膀胱失约
- 小便白浊,白如米泔,凝如膏脂——肾阳不足,气化不利,清浊不分而下注
- 舌淡苔白脉沉—肾虚有寒之征

——下焦虚寒,湿浊不化

方解:

温肾利湿,分清化浊:
- 君 萆薢—利湿分清化浊,为治白浊之要药
- 臣 菖蒲—化浊除湿并去膀胱虚寒,以助萆薢分清化浊之力
- 佐
  - 益智仁—温暖脾肾,缩小便,止遗浊尿频
  - 乌药—温肾寒,除膀胱冷气治小便频数
- 使 食盐—咸以入肾,引药直达下焦

完带汤(《傅青主女科》)

歌诀： 完带汤中用白术，山药人参白芍辅；
苍术车前黑芥穗，陈皮甘草与柴胡。

趣记： 完带深山打柴草，陈嫂借钱买二猪。

对照： 完带参山一柴草，陈芍芥前一二术。

证治分析：

脾虚肝郁 湿浊带下
- 带下色白，清稀如涕 — 肝脾不和，湿浊内盛，带脉失约，湿浊下注
- 肢体倦怠—脾虚湿盛，健运失司，生化不足
- 舌淡苔白脉缓或濡弱—脾虚湿盛之象

→ 脾虚肝郁 湿浊下注 带脉失固

方解：

补脾疏肝 化湿止带
- 君
  - 白术—补脾祛湿，使脾气健运，湿浊得消
  - 山药—补肾固带脉，使带脉约束有权，带下可止
- 臣（以助健脾祛湿之功）
  - 人参—补中益气以健脾
  - 苍术—燥湿运脾以增祛湿化浊之功
  - 白芍—柔肝理脾使木达而脾土自强
  - 车前子—利湿清热令湿浊从小便而利
- 佐
  - 陈皮—理气使君药补而不滞，又可行气化湿
  - 柴胡、芥穗—辛散得白术则升发脾胃清阳，湿浊得化，配白芍则疏肝解郁
- 使 甘草—调药和中

羌活胜湿汤(《内外伤辨惑论》)

歌诀： 羌活胜湿草独芎，蔓荆藁本加防风；
湿邪在表头腰痛，发汗升阳经络通。

趣记： 川本抢毒草，得了慢惊风。

对照： 川本羌独草，——蔓荆风。

证治分析：

风湿在表之痹证：
- 头痛身重，肩臂痛不可回顾，腰脊疼痛难以转侧——风湿之邪客于太阳经脉，湿邪重浊
- 苔白脉浮—风湿在表之体征

——风湿在表

方解：

祛风胜湿止痛：
- 君
  - 羌活—入太阳经去上部风湿
  - 独活—祛下部风湿
  - 二者合用，散周身风湿，通利关节止痛
- 臣 防风、藁本—入太阳经，祛风湿止头痛
- 佐
  - 川芎—活血行气，祛风止痛
  - 蔓荆子—祛风止痛
- 使 甘草—调和诸药

独活寄生汤(《备急千金要方》)

歌诀：独活寄生艽防辛，芎归地芍桂苓均；
杜仲牛膝人参草，冷风顽痹屈能伸。

趣记：牛肉细饺寄独女，八珍方中无白术。

对照：牛肉细艽寄独一，八珍防仲无白术。

证治分析：

痹证日久 肝肾亏虚 气血不足证
- 腰膝疼痛—风寒湿邪客于腰膝，又兼肝肾亏虚
- 肢节屈伸不利—筋骨失养
- 或麻木不仁，心悸气短，畏寒喜温，舌淡苔白，脉细弱 — 肝肾亏虚气血不足，又有风寒湿邪内客，“痹在于骨则重，在脉则血凝郁不流，在于筋则屈不伸，在于肉则不仁”

} 风寒湿邪侵袭 肝肾亏虚 气血不足

方解：

祛风湿止痹痛 益肝肾补气血
- 君 独活—祛下焦风寒湿，蠲痹止痛
- 臣
  - 防风、秦艽—祛风胜湿
  - 肉桂—温里祛寒，通利血脉
  - 细辛—辛温发散，祛寒止痛

  （君、臣：祛风寒湿）
- 佐
  - 寄生、牛膝、杜仲—补益肝肾，强壮筋骨
  - 当归、芍药、熟地黄、川芎—养血活血
  - 人参、茯苓—补气健脾，扶助正气

  （当归、芍药、熟地黄、川芎，人参、茯苓：补气血）
- 使 甘草—调和诸药

表 1-75 治疗风湿着于肌表方比较

方名	功用	主治	特点
麻黄加术汤	发汗解表，散寒祛湿	主治湿家身烦痛	表寒重者
九味羌活汤	发汗祛湿，兼清里热	主治外感风寒湿邪，里有蕴热，恶寒发热无汗，头痛项强，肢体酸楚疼痛，口苦而渴，舌红苔薄黄，脉浮数	解表力强，兼清里热，以恶寒发热为主，兼口苦而渴
羌活胜湿汤	祛风胜湿	主治风湿在表，风湿着于肌表致头痛身重，腰脊疼痛难以转侧，苔白脉浮	重在祛周身风湿，而解表力弱，以头身重痛为主，恶寒发热不著
人参败毒散	益气解表，散寒祛湿	正气虚而外感风寒湿，憎寒壮热，头项强痛，无汗鼻塞声重，咳嗽有痰，胸膈痞满，脉浮滑，重取无力	补气，扶正以驱邪
独活寄生汤	祛风湿，止痹痛，益肝肾，补气血	外受风寒湿邪，肝肾亏虚，气血不足，腰膝疼痛，肢体屈伸不利，麻木不仁，畏寒喜温，心悸气短，脉细弱	痹证日久，肝肾不足，气血两虚，腰膝疼痛

二陈汤(《太平惠民和剂局方》)

歌诀： 二陈汤用半夏陈，益以茯苓甘草臣；
利气和中燥湿痰，煎加生姜乌梅存。

趣记： 夏令姜草拌红梅。

对照： 夏苓姜草半红梅。

证治分析：

湿痰证：
- 痰多色白，易咳—脾失健运，停湿生痰，湿痰犯肺
- 胸膈痞闷，恶心呕吐—痰阻气机，胃失和降
- 肢体倦怠—脾主肌肉，脾为湿困
- 心悸—痰浊上凌心位
- 头眩—痰浊内盛，清阳不升
- 舌苔白润，脉滑—痰湿为患之象

→ 脾虚生痰　痰浊犯肺

方解：

燥湿化痰　理气和中：
- 君　半夏—辛温性燥，善能燥湿化痰，降逆和胃
- 臣　橘红：理气燥湿祛痰，燥湿以助半夏化痰之力，理气可使气顺痰消
- 佐
  - 茯苓—健脾渗湿，使湿去脾旺，痰无由生
  - 生姜：降逆化饮，既制半夏之毒，又助半夏、橘红行气化痰，和胃止呕
  - 乌梅：收敛肺气，与半夏伍之，散中有收，祛痰不伤正，并有欲劫之先聚之义
- 使　甘草—调和药性，润肺和中

表 1－76 二陈汤、温胆汤、导痰汤、涤痰汤、半夏白术天麻汤比较

方名	相同	不同		
		组成	功用	主治
二陈汤	①组成均有橘红、半夏、茯苓、甘草。②功用均为燥湿化痰。③主治均为痰证	橘红、半夏、茯苓、甘草	燥湿化痰，理气和中	湿痰咳嗽。痰多色白易咳，胸膈满闷，肢体倦怠，头晕头悸
温胆汤		二陈汤加枳实、竹茹	理气化痰，利胆和胃	胆胃不和，痰热内扰之虚烦不眠，胆怯易惊，惊悸不宁，失眠多梦，呃逆
导痰汤		二陈汤加枳实、南星	燥湿祛痰，行气开郁	痰涎壅盛，胸膈痞塞，以及肝风挟痰，眩晕痰厥等
涤痰汤		导痰汤加菖蒲、人参、竹茹	涤痰开窍	主治中风痰迷心窍，舌强不能言
半夏白术天麻汤		二陈汤加白术、天麻	燥湿化痰，平肝熄风	风痰上扰证，眩晕头痛，胸闷呕恶

茯苓丸(《指迷方》录自《是斋百一选方》)

歌诀:《指迷》茯苓丸半夏，风硝枳壳姜汤下；
中脘停痰肩臂痛，气行痰消痛自罢。

趣记: 夏令滞销。

对照: 夏苓枳硝。

证治分析:

痰伏中脘　流注经络证
- 两臂疼痛，
- 手不得上举，
- 两手疲软，
- 四肢浮肿

（以上）四肢禀气于脾，脾湿生痰，痰饮流于四肢

- 舌苔白腻，脉象弦滑—痰饮之象

（以上）脾虚生痰　痰停中脘

方解:

燥湿行气　软坚化痰
- 君　半夏—燥湿化痰
- 臣　茯苓—健脾渗湿以杜生痰之源
- 佐
  - 枳壳—理气宽中，使痰随气行，气顺痰消
  - 风化朴硝
    - 软坚润燥，使结滞之伏痰
    - 消解而下泄
  - 姜汁—制半夏之毒，化痰散饮

温胆汤(《三因极一病证方论》)

歌诀: 温胆汤中苓半草,枳竹陈皮加姜枣;
虚烦不眠证多端,此系胆虚痰热扰。

趣记: 温胆指示二臣将找竹茹。

对照: 温胆枳实“二陈”姜枣竹茹。

证治分析:

胆郁痰扰证(胆郁痰热内扰):
- 胆怯易惊,虚烦不宁,失眠多梦——胆主决断,痰热内扰,心神不安
- 呕吐呃逆—胆胃不和,胃气上逆
- 苔黄腻、脉滑数或弦数——胆胃不和,痰热内扰之体征
- 癫痫—痰热内阻,上蒙清窍

方解:

理气化痰 和胃利胆:
- 君 半夏—燥湿化痰,降逆和胃
- 臣 竹茹—清胆和胃,止呕除烦
- 佐
  - 枳实、陈皮—理气化痰,使气顺痰自消
  - 茯苓—健脾渗湿,使湿去痰不生
- 使
  - 生姜、大枣—和脾胃而制半夏之毒
  - 甘草—益脾和中,协调诸药

注: “二陈”即二陈汤。

清气化痰丸(录自《医方考》)

歌诀: 清气化痰星夏橘,杏仁枳实瓜蒌俱;
芩苓姜汁糊为丸,气顺火消痰自去。

趣记: 陈皮杏仁拌黄瓜实难服。

对照: 陈皮杏仁半黄瓜实南茯。

证治分析:

痰热咳嗽证:
- 咳嗽痰黄,咯之不爽——火热犯肺,灼津成痰,痰随火升
- 胸膈痞满—痰热内结,痰阻气机
- 甚则气急呕恶—甚则气逆于上
- 舌质红,苔黄腻,脉滑数—痰热内结之体征

→ 火热犯肺 痰热互结 气机被阻

方解:

清热化痰 理气止咳:
- 君 胆南星—清热化痰,治实痰、实火之壅闭
- 臣
  - 黄芩—善清肺泻火
  - 瓜蒌—长于清肺化痰
  - → 泻肺火,化痰热
- 佐
  - 枳实—下气消痞
  - 橘红—理气宽胸且可燥湿化痰
  - 茯苓—健脾渗湿以杜生痰之源
  - 杏仁—宣利肺气
  - 半夏—燥湿化痰

小陷胸汤(《伤寒论》)

歌诀： 小陷胸汤连夏蒌，宽胸开结涤痰优；
膈上热痰痞满痛，舌苔黄腻服之休。

趣记： 拌黄瓜。

对照： 半黄瓜。

证治分析：

痰热互结 小结胸
- 胸脘痞闷，按之则痛——痰热内结于心下，气郁不通
- 咳痰黄稠—痰热犯肺
- 舌苔黄腻，脉滑数—痰热互结之征

——痰热互结于心下

方解：

清热化痰 宽胸散结
- 君　瓜蒌—清热化痰，理气宽胸，通胸膈之痹
- 臣　黄连—苦寒，清热降火，开心下之痞
- 佐　半夏—辛燥，降逆化痰，散心下之结

表 1－77　大小陷胸汤比较

<table>
<tr><th rowspan="2">方名</th><th rowspan="2">相同</th><th colspan="3">不　同</th></tr>
<tr><th>病因病机</th><th>功　用</th><th>主　治</th></tr>
<tr><td>大陷胸汤</td><td rowspan="2">均能治疗结胸证</td><td>水饮与热邪互结于胸腹之间</td><td>泻热逐水</td><td>水热互结之大结胸证。症见心下满硬而痛，甚至剧痛不可触及，兼见便秘，短气烦躁，心中懊恼，日晡潮热</td></tr>
<tr><td>小陷胸汤</td><td>伤寒表证误下，邪热内陷，痰热互结于心下</td><td>清热化痰，宽胸散结</td><td>痰热互结之小结胸证。症见胸脘痞闷，按之则痛，或咳痰黄稠，舌苔黄腻，脉滑数</td></tr>
</table>

滚痰丸(《丹溪心法附余》)

歌诀: 滚痰青礞逐痰方,大黄黄芩与沉香;
百病皆因痰作祟,顽痰怪证力能匡。

趣记: 陈梦时打黄芩。

对照: 沉礞石大黄芩。

证治分析:

实热老痰证:
- 癫狂昏迷—实热老痰,上蒙清窍或
- 惊悸怔忡,或不寐,或梦寐怪状—痰热扰动心神
- 咳喘痰稠,胸脘痞闷,噎息烦闷——痰热内壅于肺,气机宣降失常
- 绕项结核,口眼蠕动,骨节卒痛——痰留滞于经络关节
- 大便秘结,舌苔黄腻,脉滑数有力——实热老痰之体征

——实热老痰,积而不去,变幻多端

方解:

泻火逐痰:
- 君 礞石—燥悍重坠之性,善攻坠陈积伏匿之老痰
- 臣 大黄—苦寒,荡涤实热,开痰下行之路
- 佐
  - 黄芩—苦寒泻火,专清上焦气分之热
  - 沉香—降逆下气,亦为治痰必先顺气之理

贝母瓜蒌散(《医学心悟》)

歌诀：贝母瓜蒌花粉研，橘红桔梗茯苓添；
哈咳咽干痰难出，润燥化痰病自安。

趣记：红花楼桔梗被伏。

对照：红花蒌桔梗贝茯。

证治分析：

燥痰咳嗽：
- 肺燥有痰—燥热伤肺，灼津为痰
- 咳嗽—烁津为痰，痰阻气道，肺失清肃
- 咯痰不爽涩而难出—燥热灼津，"燥胜则干"
- 咽喉干燥—肺燥阴虚津伤，喉为肺系
- 苔白而干—燥热伤津

→ 燥热伤肺　灼津为痰

方解：

润肺清热　理气化痰：
- 君　贝母—清热润肺，化痰止咳，以开痰气之郁结
- 臣　瓜蒌—性寒味甘而润，清热润燥，理气涤痰，通胸膈之闭塞
- 佐使
  - 天花粉—清热化痰，且可生津润燥
  - 茯苓—健脾利湿，以杜生痰之源
  - 陈皮—理气化痰，使气顺痰消
  - 桔梗—宣利肺气，使肺宣降有权

消瘰丸(《医学心悟》)

歌诀: 消瘰牡蛎贝玄参,消痰散结并养阴;
肝肾阴亏痰火结,临时加减细酌斟。

趣记: 玄母厉害。

对照: 玄母蛎一。

证治分析:

痰火凝结之瘰疬痰核:
- 颈项结核,累累如珠,久不消散,不红不热,按之不痛 —— 肝肾阴亏,肝火郁结,虚火灼津,炼液为痰,痰火凝结,聚于颈项或腋下
- 潮热盗汗,舌质红,脉弦滑或弦细 —— 阴虚内热,虚火内蒸,营阴不守

—— 阴虚内热,痰火结滞

方解:

清润化痰,软坚散结:
- **君** 浙贝母—消痰散结,开郁清热
- **臣** 牡蛎—助贝母软坚散结,兼能潜阳益阴
- **佐** 玄参—滋肺肾之阴,清降虚火,散结消瘰

苓甘五味姜辛汤(《金匮要略》)

歌诀：苓甘五味姜辛汤，温阳化饮常用方；

半夏杏仁均可入，寒痰冷饮保安康。

证治分析：

寒饮咳嗽：
- 咳痰量多，清稀色白——脾阳不足，肺中虚寒，津失输布，聚而为饮，凝而为痰，寒饮犯肺，肺寒气逆
- 胸膈不快——痰饮阻滞，气机不畅
- 舌苔白滑，脉弦滑——寒饮为患之体征

——肺寒留饮犯肺

方解：

温肺化饮：
- 君　干姜——既温肺散寒以化饮，又温运脾阳以化湿
- 臣
  - 细辛——温肺散寒，助干姜散其凝聚之饮
  - 茯苓——健脾渗湿，既化已聚之痰，又杜生痰之源
- 佐　五味子——敛肺气而止咳，与细辛、干姜相伍，散中有收，散不伤正，收不留邪，且调肺司开合之职
- 使　甘草——和中，调和诸药

表 1－78 治痰饮方比较

	功用	主治	病因病机	病症
小青龙汤	解表散寒，温肺化饮，表里同治，解表寒力大	外寒内饮证	风寒束表，水饮内停，寒饮犯肺	恶寒发热无汗，胸痞喘咳，痰多而稀，或痰饮咳喘，不得平卧，或身体疼痛，头面四肢浮肿，苔白滑，脉浮
十枣汤	攻逐水饮，兼能培土扶正	① 悬饮。② 水肿	水湿壅盛于里，停于胸胁	咳唾胸胁引痛，心下痞硬，干呕短气，头痛，目眩，胸背彻痛不得息，或一身悉肿，下半身肿甚，腹胀喘满，二便不利
肾气丸	温补肾阳	肾阳不足证	肾阳不足，不能化气行水	腰痛脚软，身半以下有冷感，少腹拘急，小便不利，阳痿早泄及痰饮，水肿，脚气，消渴，转胞等
五苓散	利水渗湿，温阳化气，兼能解表	① 蓄水证。② 水湿内停。③ 痰饮	表邪未解，随经入腑，水饮内停	① 头痛微热，烦渴欲饮，水入即吐，小便不利。② 水肿，泄泻，霍乱吐泻。③ 脐下动悸，吐涎沫而头眩，短气而咳
苓桂术甘汤	温阳化饮，健脾利湿	痰饮	中阳不足，饮停心下	胸胁支满，心悸目眩，短气而咳，苔白滑，脉弦滑
苓甘五味姜辛汤	温肺化饮	寒饮咳嗽	阳虚阴盛，寒饮犯肺	咳痰量多，清稀色白，胸膈不快，舌苔白滑，脉弦滑

三子养亲汤(《韩氏医通》)

歌诀： 三子养亲祛痰方，芥苏莱菔共煎汤；

大便实硬加熟蜜，冬寒更可加生姜。

趣记： 三子借书来。

对照： 三子芥苏莱。

证治分析：

痰壅气逆食滞证
- 咳嗽喘逆，痰多胸痞——痰盛壅肺，肺失宣降
- 食少难消——中虚纳运无权
- 舌苔白腻，脉滑——痰盛停食之体征

——停食生痰　老年中虚　纳运无权

方解：

温肺化痰　降气消食
- 君　白芥子—温肺利气，快膈消痰
- 臣
  - 苏子—降气行痰，止咳平喘
  - 莱菔子—消食导滞，下气祛痰

半夏白术天麻汤(《医学心悟》)

歌诀： 半夏白术天麻汤，苓草橘红大枣姜；
眩晕头痛风痰证，热盛阴亏切莫尝。

趣记： 橘红令草找姜住半天。

对照： 橘红苓草枣姜术半天。

证治分析：

风痰上扰证：
- 眩晕，头重痛 —— 脾湿生痰，痰浊蒙蔽清阳，肝风内动，风痰上扰
- 呕恶—痰气交阻，浊阴不降
- 胸闷—痰阻气滞
- 苔白腻，脉弦滑—风痰为患之体征

—— 脾湿生痰　肝风内动　风痰上扰

方解：

健脾祛湿　化痰熄风：
- 君
  - 半夏—燥湿化痰，降逆止呕
  - 天麻—平肝熄风止头眩
  - 二者为治风痰眩晕之要药
- 臣　白术—健脾燥湿与半夏、天麻配伍，祛湿化痰止眩之功益佳
- 佐
  - 茯苓—健脾渗湿与白术伍用，尤治生痰之本
  - 橘红—理气化痰，使气顺痰消
- 使
  - 甘草—调药和中
  - 生姜、大枣—调和脾胃

表 1-79　二陈汤变方与二陈汤比较

方名	组　成	病因病机	功用	主　　治
二陈汤	茯苓、甘草、陈皮、半夏（乌梅、生姜）	脾失健运，停湿生痰，湿痰犯肺	燥湿化痰，理气和中	湿痰咳嗽，痰多色白易咳，恶心呕吐，肢体倦怠，舌苔白润，脉滑
温胆汤	二陈汤加枳实、竹茹	胆胃不和，痰热内扰	理气化痰，利胆和胃	胆怯易惊，虚烦不宁，失眠多梦，呕吐呃逆，癫痫等胆胃不和，痰热内扰证
清气化痰丸	二陈汤去甘草加瓜蒌仁、黄芩、杏仁、枳实、胆南星	火热犯肺，灼津为痰，痰热壅肺	清热化痰，理气止咳	痰热咳嗽，痰稠色黄，咯之不爽，胸膈痞满，甚则气急呕恶，舌红苔黄腻，脉滑数
半夏白术天麻汤	二陈汤加白术、天麻	脾湿生痰，肝风内动，风痰上扰	燥湿化痰，平肝熄风	眩晕头痛，胸闷呕恶，舌苔白腻，脉弦滑之风痰上扰证

定痫丸(《医学心悟》)

歌诀： 定痫二茯贝天麻，丹麦陈远菖蒲夏；
胆星蝎蚕草竹沥，姜汁琥珀与朱砂。

趣记： 臣将二伏夏天远赴丹麦国，
准备斗胆全部残杀厉虎。

对照： 陈姜"二茯"夏天远蒲丹麦国，
—贝—胆全—蚕砂沥琥。

证治分析：

风痰蕴热痫证：
- 眩仆倒地不省高下，甚则抽搐，口歪目斜，痰涎直流，叫喊作声——脾虚生痰，肝风挟痰随气上逆，壅闭经络，阻塞清窍
- 癫狂—湿痰化热，痰热上扰心神

——肝风挟痰，壅闭清窍

注："二茯"指茯苓、茯神。

方解：

涤痰熄风　开窍安神

- 君
  - 竹沥—最善清热滑痰，镇惊利窍
  - 胆南星—清火化痰，镇惊定痫
- 臣
  - 半夏、陈皮、贝母、茯苓、麦冬—祛痰降逆而开痰气之结
  - 全蝎、僵蚕、天麻—熄风定搐，解癫痫之痉
- 佐
  - 丹参、菖蒲、远志—开心利窍；琥珀、朱砂、茯神—镇惊安神—以助醒神与定痫
- 使
  - 甘草—调和诸药
  - 姜汁—开痰而通神明

神仙解语丹(《校注妇人大全良方》)

歌诀: 神仙解语白附星,菖远天香羌蝎并;
面糊为丸薄荷下,化痰通络风自停。

趣记: 父子全天志在抢活,畅想喝南星。

对照: 附子全天志一羌活,菖香荷南星。

证治分析:

风痰阻络之中风不语
- 中风,言语謇涩 → 风痰逆乱,客于心脾,阻塞经络
- 咳唾痰浊,舌苔厚腻,脉弦滑 → 痰浊壅盛之征

→ 风痰走络 心窍闭滞

方解:

开窍化痰 通络熄风
- 君
  - 白附子—燥湿化痰,祛风止痉,善治头面部风痰疾患
  - 全　蝎—熄风止痉,通络止痛,善治内外之风
- 臣
  - 羌　活—祛风散邪
  - 天　麻—熄风止痉,平肝潜阳
  - 胆南星—清热化痰熄风
- 佐使
  - 菖蒲、远志—豁痰利窍,开通心气
  - 木香—行气和胃,使气顺痰消
  - 薄荷—散风利咽

保和丸(《丹溪心法》)

歌诀: 保和神曲与山楂,苓夏陈翘菔子加;
炊饼为丸白汤下,消食和胃效堪夸。

趣记: 神父下山敲陈锣。

对照: 神茯夏山翘陈罗。

证治分析:

食滞胃脘证
- 脘腹痞满胀痛—饮食过度,食积内停,气机不畅
- 恶食—为食积所伤
- 嗳腐吞酸、呕逆—饮食过度,脾胃失和,食积中焦,胃失和降而上逆
- 或大便泄泻—脾伤不运,湿浊下注
- 苔厚腻脉滑—食积内停之体征

→ 饮食过度 食积内停 脾胃不和

方解:

消食和胃
- 君 山楂—以消一切饮食积滞,尤善消肉食油腻之积
- 臣
  - 神曲—消食健脾,更化酒食陈腐之积
  - 莱菔子—下气消食,长于消谷面之积
- 佐
  - 半夏、陈皮—行气化滞,和胃止呕
  - 茯苓—健脾利湿,和中止泻
  - 连翘—清热散结,以防食积化热

枳实导滞丸(《内外伤辨惑论》)

歌诀: 枳实导滞曲大黄,芩连白术茯苓襄;
泽泻蒸饼糊丸服,湿热积滞力能攘。

趣记: 黄三神灵宰仔猪。

对照: “黄三”神苓泽枳术。

证治分析:

湿热食积
- 脘腹胀痛、大便秘结——积滞内停,气机壅塞,传导失司
- 下痢泄泻—食积不消,湿热不化,下迫大肠
- 小便短赤—湿热扰及膀胱
- 舌苔黄腻,脉沉有力—湿热食积为患之征

——湿热食积 内阻肠胃

方解:

消食化积
- 君 大黄—苦寒泻下,攻积泻热,使积热从大便而下
- 臣
  - 枳实—行气导滞,消积除胀满
  - 神曲—消食化滞和胃
  - ——助大黄以攻积导滞

清热利湿
- 佐
  - 黄芩、黄连—苦寒,清热燥湿而止痢
  - 茯苓、泽泻—利水渗湿而止泻
  - 白术—燥湿健脾,使攻积而不伤正

注:“黄三”即大黄、黄芩、黄连。

木香槟榔丸(《儒门事亲》)

歌诀： 木香槟榔青陈皮，枳柏黄连莪术齐；
大黄黑丑兼香附，泻利湿重热滞宜。

趣记： 陈兵牵三黄鹅，附带一只青木箱。

对照： 陈槟牵"三黄"莪，附——枳青木香。

证治分析：

食积生湿　蕴热证
- 脘腹痞满胀痛—积滞内停，气机不畅
- 大便秘结—生湿蕴热与积滞互结
- 或赤白痢疾里急后重—湿热积滞，迫于大肠
- 苔黄腻、脉沉实—积滞内停，湿生蕴热之体征

→ 饮食积滞内停，气机壅塞，湿生蕴热

方解：

行气导滞　攻积泄热
- 君：木香、槟榔—行气导滞，消脘腹胀满，除里急后重
- 臣：
  - 青皮、香附—行气化积，助木香槟榔行气导滞
  - 大黄、牵牛—攻积导滞，泻热通便
- 佐：
  - 莪术—疏肝解郁，破血中之气
  - 陈皮—理气和胃，健脾燥湿
  - 黄连、黄柏—清热燥湿而止痢

注："三黄"即大黄、黄连、黄柏。

表 1－80　木香槟榔丸与枳实导滞丸比较

方名	相同	不同			
		组方特点	病因病机	功效	主治
木香槟榔丸	① 均能行气导滞清热。② 均治湿热食积之证	行气药为主，兼配伍攻下药	饮食积滞内停，气机壅塞，生湿蕴热	行气导滞，攻积泻热，攻破之力强	湿热食积之重证
枳实导滞丸		多配伍行气利湿之品	湿热食积内阻肠胃	消食导滞，清热祛湿，利湿力强	湿热食积之轻证

表 1-81 治痢疾方比较

方剂	比　　较	功　用
败毒散	正气素虚，又感风寒湿，外邪陷里而成痢疾。症见憎寒壮热，头项强痛，肢体酸痛，无汗，鼻塞声重，咳嗽有痰，胸膈痞满，舌淡苔白，脉浮而按之无力	益气解表 散寒祛湿
芍药汤	湿热蕴结大肠，与气血相搏，气血瘀滞所致。症见腹痛里急后重，下痢便脓血，赤白相兼，肛门灼热，小便短赤，舌苔黄腻，脉弦数	调和气血 清热燥湿
白头翁汤	热毒壅结大肠，深陷血分，气血与热毒相搏所致。腹痛，里急后重，肛门灼热，泻下脓血，赤多白少或纯下血痢，渴欲饮水，舌红苔黄，脉弦数	清热解毒 凉血止痢
葛根芩连汤	表邪未解，邪陷阳明而致。症见身热，下痢臭秽，肛门有灼热感，胸脘烦热，口干作渴，喘而汗出，苔黄脉数	解表清里
真人养脏汤	久泻久痢，脾肾虚寒，不能固摄，症见大便滑脱不禁，泻痢无度，甚至脱肛坠下，脐腹疼痛，不思饮食，舌淡苔白，脉迟细	涩肠止泻 温中补虚
枳实导滞丸	湿热食积，内阻肠胃。症见脘腹胀痛，下痢泄泻，或大便秘结，小便短赤，舌苔黄腻，脉沉而有力	消食导滞 清热祛湿
木香槟榔丸	饮食积滞内停，气机壅塞，生湿蕴热，所致赤白痢疾，里急后重，或食积内停，脘腹胀满，大便秘结，舌苔黄腻，脉沉实	行气导滞 攻积泄热

健脾丸(《证治准绳》)

歌诀: 健脾参术苓草陈,肉蔻香连合砂仁;
楂肉山药曲麦炒,消补兼施此方寻。

趣记: 黄山四君,想杀山神卖肉皮。

对照: 黄山"四君",香砂山神麦肉皮。

证治分析:

脾虚食积证:
- 食少难消—脾胃虚弱,运化难为
- 脘腹痞胀—食积内停,阻碍气机
- 大便溏薄—脾虚生湿,湿邪下注
- 苔腻微黄—食积有化热之势
- 脉虚弱—脾虚之象

→ 脾虚停食 食积化热

方解:

健脾和胃 消食止泻:
- 君:人参、白术、茯苓、甘草—益气健脾以补脾虚,重用术苓,意在健脾渗湿以止泻
- 臣:山楂、神曲、麦芽—消食化滞以消内停食积
- 佐使:
  - 山药、肉蔻—温中涩肠,健脾止泻
  - 木香、砂仁、陈皮—理气和胃以除气机之阻滞,助运而消痞
  - 黄连—清热燥湿以解食积所化之热

注: 即四君子汤。

表 1－82　健脾丸与枳实消痞丸比较

方名	相同	不同			
		组成特点	病机	功用	主治
健脾丸	①均为消补兼施之剂。②均能健脾和胃。③均治脾虚所致之证	以健脾药为主	脾虚食停，生湿化热	重在健脾消食，补重于消	脾虚食积之证
枳实消痞丸		重用枳实、厚朴之行气药	脾胃虚弱，升降失司，寒热互结，气湿壅聚	本方重在行气消痞，消重于补	虚实相兼，寒热错杂，热重于寒，实多虚少之心下痞满证

葛花解酲汤(《内外伤辨惑论》)

歌诀： 葛花解酲泽二苓，砂蔻青陈木香并；
姜曲参术温健脾，分消寒化酒湿行。

趣记： 葛家二玲娶白人，二人轻卸陈木。

对照： 葛姜“二苓”曲白人，“二仁”青泻陈木。

证治分析：

酒积伤脾证：
- 眩晕呕吐，胸膈痞闷——恣酒无度，脾胃受伤，湿饮内阻，升降失常
- 食少体倦，大便泄泻，小便不利——脾胃受伤，运化失职，湿浊内阻
- 舌苔腻，脉滑——湿伤脾胃之象

——嗜酒中虚，湿伤脾胃

方解：

分消酒湿，理气健脾：
- 君　葛花——解酒醒脾，其性轻清发散，使酒湿从表而解
- 臣　神曲——消食和胃，尤善消酒食陈腐之积
- 佐
  - 蔻仁、砂仁——理气开胃醒脾，除痞闷，增食欲
  - 猪苓、茯苓、泽泻——渗湿止泻，引酒湿从小便而去
  - 人参、白术——补中健脾
  - 干姜——温运化湿
  - 木香、青皮、陈皮——理气疏滞

注：“二苓”指猪苓、茯苓；“二仁”指蔻仁、砂仁。

肥儿丸(《太平惠民和剂局方》)

歌诀： 肥儿丸内用使君，豆蔻香连曲麦槟；
猪胆为丸热水下，虫疳食积去无痕。

趣记： 使君去买黄豆香槟。

对照： 使君曲麦黄豆香槟。

证治分析：

小儿疳积
- 面黄肌瘦，大便溏薄—脾虚失运，生化不足
- 发热，口臭—食积化热，胃热上冲
- 肚腹胀满—虫积食积，气机阻滞
- 虫积腹痛—虫扰气乱

（虫积食滞　脾虚胃热）

方解：

健脾消食　清热驱虫
- **君**　神曲、麦芽—消食化积
- **臣**
  - 黄连—清热燥湿，治生虫之源，健脾止泻
  - 肉豆蔻、木香—行气止痛，合曲麦健脾消食积
- **佐**
  - 槟榔、使君子—下气驱虫，化积消疳
  - 猪胆汁—与黄连相伍，增强清热之力

乌梅丸(《伤寒论》)

歌诀： 乌梅丸用细辛桂，黄连黄柏及当归；
人参椒姜加附子，清上温下又安蛔。

趣记： 富贵新疆人数着白脸美。

对照： 附归辛姜人蜀枝柏连梅。

证治分析：

脏寒蛔厥证：
- 心烦呕吐，常自吐蛔——胃热肠寒，蛔虫上扰于胃，胃失和降
- 腹痛时作，时发时止——蛔虫上窜入胃或入胆道，蛔动则痛，蛔静则止
- 手足厥冷——蛔扰气乱，阴阳之气不相顺接
- 久痢久泻——正气虚弱，寒热错杂，肠中虚寒，传导失司

以上——胃热肠寒，蛔动不安

方解：

温脏安蛔：
- 君　乌梅—酸能安蛔，使蛔静而痛止
- 臣　蜀椒、细辛—辛可伏蛔，温能暖脏寒
- 佐
  - 黄连、黄柏—苦能下蛔，寒能清胃热
  - 附子、干姜、桂枝—辛热加强温脏祛寒之力
  - 人参、当归—补养气血，扶助正气，与桂枝合用，养血通脉，调和阴阳，以解四肢厥冷
- 使　蜜—甘缓和中

注： 本方酸苦辛三味并用，寒热平调，攻补兼施

表 1-83 附方与乌梅丸比较

方名	相同	不同		
		病机	功用	主治
乌梅丸	均能安蛔驱虫	上热下寒,寒热错杂,蛔动不安	寒热平调,邪正兼顾,以温下寒为主,兼清上热而安蛔	蛔厥证,腹痛时作,心烦呕吐,四肢厥冷时发时止,常自吐蛔。亦治久痢
理中安蛔汤		中焦虚寒,蛔虫扰动	温中祛寒,驱蛔为主	蛔虫腹痛,便溏尿清,腹痛肠鸣,四肢不温,舌苔薄白,脉缓
连梅安蛔汤		肝胃热盛,蛔扰不安,气机逆乱	清降肝胃之热而驱蛔	虫积腹痛,不思饮食,食则吐蛔,甚或烦躁,厥逆,面赤口燥,舌红,脉数,身热

化虫丸(《太平惠民和剂局方》)

歌诀： 化虫鹤虱苦楝皮，槟榔枯矾铅粉俱；
腹中疼痛虫作怪，肠中诸虫皆能医。

趣记： 贺斌是炼铅犯。

对照： 鹤槟虱楝铅矾。

证治分析：

- 各种虫积症
  - 腹中疼痛时作——肠中诸虫扰动不安，虫动则痛，虫静则止
  - 往来上下，其痛甚剧——虫积于腹，气机逆乱
  - 呕吐清水、或吐蛔虫——虫上扰于胃，胃失和降，随胃气上逆
- ——虫积于腹 扰动不安

方解：

- 驱杀肠中诸虫
  - 君 鹤虱—苦辛平，有小毒能驱杀诸虫
  - 臣 苦楝皮—苦寒有毒，驱杀蛔虫、蛲虫，又可缓解腹痛
  - 佐
    - 槟榔—辛苦温，驱杀蛔虫、蛲虫、姜片虫，且有轻泻导滞之功，有助于虫体排出
    - 枯矾、铅粉—皆有杀虫之效

布袋丸(《补要袖珍小儿方论》)

歌诀：布袋丸内有四君，芜荑芦荟共调匀；
夜明砂与使君子，消疳去虫法可循。

趣记：四君夜会君子吴姨。

对照：四君夜荟君子芜荑。

证治分析：

小儿虫疳：
- 体热面黄，肢细腹大——虫积日久，伤及脾胃，化生不足
- 发焦目暗——虫扰食减，肝血亏虚，血不上荣

——虫积日久，脾胃虚弱

方解：

驱蛔消疳，补养脾胃：
- 君　使君子、芜荑—驱蛔消疳
- 臣　人参、白术、茯苓、甘草—补气健脾
- 佐
  - 夜明砂—辛寒可清肝明目，又可助散积消疳
  - 芦荟—苦寒，泻热通便，有助于虫体排出
- 使　甘草—调和诸药

注：即四君子汤。

瓜蒂散(《伤寒论》)

歌诀: 瓜蒂散中赤小豆,豆豉汁调酸苦凑;
逐邪涌吐功最捷,胸脘痰食服之瘳。

趣记: 赤小豆吃瓜蒂。

对照: 赤小豆豉瓜蒂。

证治分析:

痰涎宿食壅滞证:
- 胸中痞硬,懊侬不安 —— 痰涎宿食,壅滞胸脘,气不得通
- 欲吐不出,气上冲喉而不得息 —— 宿食停滞上脘,胃气不和,气机上逆
- 寸脉微浮—痰食为患之体征

→ 痰涎宿食壅滞胸脘

方解:

涌吐痰涎宿食:
- **君** 瓜蒂一味苦,善于涌吐痰涎宿食
- **臣** 赤小豆一味酸平,能祛湿除满,与瓜蒂相伍,酸苦涌泄,可增强催吐之力
- **佐使** 豆豉:安中护胃,使快吐中兼顾胃气,又能宣解胸中邪气,利于涌吐

救急稀涎散(《圣济总录》)

歌诀：稀涎皂角与白矾，痰浊壅阻宜开关；

中风痰闭口不语，涌吐通关气自还。

证治分析：

中风痰闭证 → 痰涎阻滞，气闭不通
- 痰涎壅盛，喉中痰声漉漉 → 痰涎壅盛，阻塞气道
- 气闭不通，心神瞀闷，倒仆不省 → 痰涎阻滞，蒙闭心包
- 口角似歪—痰涎流窜肢体，闭塞经络
- 脉滑实有力，喉痹 → 痰涎壅盛，气机阻滞之体征

方解：

开涌关吐
- 君　皂角—能通闭开窍，涤垢腻之痰浊
- 臣　白矾—酸苦涌泄，化解顽痰，开闭催吐

盐汤探吐方(《备急千金要方》)

歌诀： 盐汤探吐千金方，干霍乱证急煎尝；
宿食填脘气机阻，运用及时效最良。

证治分析：

宿食
- 饮食停留胃中，脘腹胀满不舒 → 食填中脘，气滞不通
- 干霍乱欲吐不得吐，欲泻不得泻 → 浊气中阻，升降失司，上下不通

→ 宿食秽浊，内阻于中，升降失司

方解：

涌吐宿食—食盐—极咸之味，可激起呕吐，使病邪从吐而解。

参芦饮(《丹溪心法》)

歌诀: 参芦饮是丹溪方,竹沥新加效更良;
气虚体弱痰壅盛,服此得吐自然康。

证治分析:

体弱之人 痰涎壅盛
- 胸膈满闷,温温欲吐 → 痰涎阻滞,气闭不通,胃失和降
- 脉象虚弱—气虚之象

→ 气虚体弱 痰涎壅滞

方解:

涌吐痰涎—参芦—味苦辛温,其性缓和,能吐虚证痰涎。

下　　篇

《中医内科学》补充方

如金解毒散(《证治准绳》)

歌诀: 如金解毒柏栀芩,桔草黄连热毒侵;
肺痈毒盛气血壅,化瘀消痈此堪斟。

趣记: 借草炒三只黄鸡。

对照: 桔草—“三栀黄”—。

证治方解:

肺痈:
- 身热振寒,甚则壮热汗出 —— 热邪入里,热毒内盛,正邪交争
- 咳嗽气急,胸满疼痛,转侧不利 —— 热毒壅肺,肺气不利
- 咳吐浊痰呈黄绿色,自觉喉间有腥味 —— 热壅血瘀,痰瘀互结,酝酿成痈
- 苔黄腻,脉滑数 —— 痰热壅肺之象

—— 热毒蕴肺 热壅血瘀 痰瘀互结 酝酿成痈

清肺降火 解毒消痈:
- **君** 黄芩、黄连、黄柏、山栀子 —— 清肺降火,苦寒直折火热之邪
- **臣** 桔梗—开宣肺气,祛痰止咳
- **佐使** 生甘草—清热解毒,调和诸药

注:“三栀黄”即山栀子、黄芩、黄连、黄柏。

生姜甘草汤(《备急千金要方》)

歌诀：生姜甘草人参枣，益气生津温肺好；
化浊降逆除痰涎，肺痿虚寒效最高。

趣记：人将早老。

对照：人姜枣老。

证治方解：

虚寒肺痿：
- 咯吐涎沫，清稀量多——肺气虚冷，气不化津，津聚为涎
- 短气不足以息—肺气虚冷，肺不主气
- 神疲乏力，食少—子盗母气，脾虚失运
- 形寒—肺气不足，卫外不温
- 小便数或遗尿——肺气不足，上虚则不能制下
- 舌质淡、脉虚弱——气虚有寒之象

——肺气虚冷 水津不布 津聚为涎 肺失温养

补益脾气 助生肺津：
- 君　人参、大枣、甘草——补益脾肺，益气生津，培土生金，损其肺者益其气
- 臣　生姜—温肺散寒，降逆化饮
- 佐使　甘草—调和诸药

桔梗杏仁煎(《景岳全书》)

歌诀： 桔梗杏仁煎煮汤，胶冬银贝二草尝；
枳壳百合红藤入，肺痈脓溃服之良。

趣记： 胶东百姓巧植红花，皆被提干。

对照： 胶冬百杏翘枳红花，桔贝一甘。

证治方解：

肺痈
- 咳嗽渐轻，咯吐脓血渐少，痰转清稀——肺痈溃破，邪毒渐去
- 气短自汗，午后潮热盗汗——肺气不足，则为自汗；肺阴损伤，潮热盗汗
- 面色无华，身体消瘦——气阴损伤，正气不足，肌体失荣
- 舌质淡红，脉细数无力——气阴两伤之象

——肺痈溃后，邪毒未尽，气阴两伤

清热解毒，祛痰排脓，养血滋阴
- 君：桔梗、杏仁、贝母、红藤——宣降肺气，祛痰排脓
- 臣：金银花、连翘、夏枯草—清热解毒
- 佐：麦冬、百合、阿胶—养血滋阴；枳壳—宽胸行气
- 使：甘草—调药

越婢加半夏汤(《金匮要略》)

歌诀： 越婢又加半夏汤，甘草大枣与生姜；
石膏加入泄肺热，麻黄佐之平喘良。

趣记： 老石匠拌大麻。

对照： 老石姜半大麻。

证治方解：

肺胀（风寒束表，饮热内郁）：
- 发热恶寒—外有表邪
- 咳逆上气，喘促不得平卧，痰多—饮热内郁，肺气失宣
- 口渴，烦躁—饮郁化热，热灼津伤
- 苔黄腻，脉浮大—饮热内郁，外有表邪之象

宣肺解表，泄热平喘：
- 君
  - 麻黄—发散表邪，宣肺平喘
  - 石膏—清泄里热，除烦止渴
- 臣　半夏—降逆化饮，与甘寒之石膏伍用，燥烈之性减
- 佐　生姜、大枣—调和营卫，通行津液
- 使　甘草—调药和中

白及枇杷丸(《证治要诀》)

歌诀：白及枇杷藕节连，蛤粉阿胶生地全；
凉血止血兼保肺，肺痨咳血服之蠲。

趣记：白哥教姐弟弹琵琶。

对照：白蛤胶节地—枇杷。

证治方解：

肺痨咳血：
- 咳嗽咳血—阴虚火旺，灼伤肺络
- 盗汗，潮热，五心烦热—阴虚内热，迫津外泄
- 遗精—相火妄动，扰动精室
- 舌红少苔，脉细数—阴虚火旺之象

（以上：阴虚火旺，灼伤肺络）

滋阴清热　凉血止血：
- 君
  - 白及—收敛止血
  - 枇杷叶—养阴润肺，止咳
- 臣
  - 生地、藕节—凉血止血，滋阴清热
- 佐　阿胶、蛤粉—润肺滋阴，补血止血

甘遂半夏汤(《金匮要略》)

歌诀: 甘遂半夏芍药甘,饮留肠胃心下满;
用凭相反相激力,除痰化痞水饮蠲。

趣记: 老夏要水。

对照: 老夏药遂。

证治方解:

痰饮:
- 心下坚满或痛—饮留肠胃,气机不畅
- 自利,利后反快—饮性下趋,利而气畅
- 虽利心下,续坚满—饮邪盘结,胶固难解
- 苔白腻,脉沉弦—饮邪内停之象

}饮停肠胃

攻逐水饮 消痰除痞:
- 君　甘遂—泻下水饮
- 臣　半夏—散结消痰,以助甘遂之力
- 佐　芍药—酸收敛阴,防峻下伤阴
- 使　甘草—与甘遂相反,借其相反相激之力,祛逐留饮

香附旋复花汤(《温病条辨》)

歌诀： 香附旋夏花煎汤，苡仁夏苓苏杏霜；
橘皮功可行气滞，伏暑湿温并外攘。

趣记： 陈苏子二人品夏令花香。

对照： 陈苏子"二仁"—夏苓花香。

证治方解：

伏暑湿温胁痛：
- 咳嗽或不咳，胁痛—伏暑湿温，肺气不利
- 寒热如疟，无寒但潮热，午后潮热—湿遏热伏，午后热发
- 痞闷不饥，噫气频频—湿阻气滞，胃气不和
- 咳痰清稀—湿阻气滞，通调失职
- 舌苔腻厚，脉濡数—湿温伏暑之象

→ 伏暑湿温，肺气不利

理气止痛，化痰祛湿：
- 君
  - 香　附—理气止痛
  - 旋复花—降气化痰
- 臣
  - 茯　苓、薏苡仁—渗湿健脾，畅利中焦
  - 杏仁—止咳平喘
  - 半夏—化痰除痞
  - 苏子—降逆化痰
- 佐　陈皮—理气行滞

注："二仁"指杏仁、薏苡仁。

木防己汤(《金匮要略》)

歌诀： 木防己汤用桂枝，参膏加入四般施；
膈间支饮心下痞，补虚散饮行郁滞。

趣记： 石芳是贵人。

对照： 石防一桂人。

证治方解：

支饮：
- 喘满胸闷，心下痞坚 → 饮停胸肺，气滞不行
- 烦渴—饮郁化热，水津失布
- 面色黧黑—水饮结聚，肌体失荣
- 苔黄而腻，脉沉紧 → 饮邪内停，且有化热之象

→ 饮停气滞　郁而化热

行水散结　补虚清热：
- 君　防己—行水祛湿
- 臣　石膏—清热止渴
- 佐
  - 桂枝—温化三焦之阳，以化水邪
  - 人参—益气补虚，健脾以培补后天

四味回阳饮(《景岳全书》)

歌诀： 四味回阳人参姜，甘草附子用之良；
益气固脱挽危证，急投此方可回阳。

趣记： 富人炒姜。

对照： 附人草姜。

证治方解：

元阳衰惫 气虚欲脱：
- 面色苍白—阳虚失荣
- 四肢厥冷—元阳衰惫，肢体失温
- 神情淡漠—阳气亏虚，元神失养
- 呼吸短促—气虚不能主气
- 汗出—气虚不能固表
- 脉沉微欲绝，舌淡苔白—阳气衰惫之象

→ 元阳衰微 气虚欲脱

益气回阳 固脱：
- **君** 制附子—温壮元阳，回阳固脱
- **臣** 人参—益气救脱
- **佐** 炮姜—补助附子之力，固守中州
- **使** 甘草—调和药性

通瘀煎(《景岳全书》)

歌诀： 通瘀山楂红花当，香附乌药青木香；
泽泻更助通下力，行气逐瘀效非常。

趣记： 青山无木香，红花择夫当。

对照： 青山乌木香，红花泽附当。

证治方解：

- 血厥 → 肝气上逆，血随气上，阻蔽神明
  - 突然昏倒，不省人事，牙关紧闭——暴怒伤肝，肝气上逆，血随气升，上蔽神明，清窍闭塞
  - 面赤唇紫—肝气上逆，血菀于上
  - 舌红，脉沉弦——肝气上逆之象

- 活血顺气
  - **君**：当归尾、山楂、红花——活血化瘀
  - **臣**：乌药、香附、木香、青皮——疏肝理气
  - **佐**：泽泻—通下之性，行药力，血菀下行

神术散(《医学心悟》)

歌诀： 神术散中砂藿香，苍陈草朴六味当；
呕吐泻痢时疫气，燥湿健脾辟瘟瘴。

趣记： 杀活猪，皮老厚。

对照： 砂藿术，皮老厚。

证治方解：

时邪瘴气：
- 发热头痛—时邪瘴气，初袭在表
- 胸闷、腹痛—湿阻气滞
- 呕吐、泻利—湿困脾胃，升降反作
- 舌苔白腻，脉濡细——湿邪之象

（时邪瘴气，湿邪内困，脾胃呆滞）

燥湿健脾，辟瘟除瘴：
- 君　苍术—燥湿健脾
- 臣
  - 藿香—芳香化浊，辟秽和中，外散表邪
  - 厚朴、砂仁——芳香化湿，畅中除满
- 佐　陈皮—行气化滞
- 使　甘草—调和诸药

四七汤(《太平惠民和剂局方》)

歌诀： 四七厚朴大枣姜，苏叶茯苓半夏襄；
降逆化痰开郁气，痰湿交阻也可尝。

趣记： 令苏东坡拌姜枣。

对照： 苓苏—朴半姜枣。

证治方解：

梅核气
- 咽中如有物阻，咳之不出，吞咽不下，胸闷不舒 → 心情所伤，肝气郁结，肺胃宣降失常，痰涎内生，痰气交阻于咽喉
- 亦治痰湿交阻，胸闷脘痛，恶心呕吐 → 痰湿阻滞，气机不畅，胃气失和

→ 痰湿或痰气交阻 → 气机不畅

理气开郁　降逆化痰
- 君　半夏—燥湿化痰，降逆和中
- 臣
  - 厚朴—下气除满
  - 茯苓—健脾渗湿
- 佐
  - 苏叶—芳香行气，理肺舒肝
  - 生姜、大枣—调和脾胃

加味清胃散(《张氏医通》)

歌诀： 加味清胃升麻连，当归生地牡丹全；
连翘犀角生甘草，清胃凉血又除斑。

趣记： 黄帝连升，丹皮当草席。

对照： 黄地连升，丹皮当草犀。

证治方解：

齿衄：
- 牙龈出血，血色鲜红—胃火炽盛，灼伤龈络
- 齿龈红肿疼痛，头痛—胃火上攻
- 口臭—胃火太盛，蒸迫腐浊之气上承
- 口舌生疮—胃火上攻，灼伤口舌
- 舌红苔黄，脉滑数—胃火之象

→ 胃火炽盛，上攻齿龈，灼伤血络

清胃泻火，凉血止血：
- **君**
  - 黄连—清胃泻火
  - 犀角—清热凉血
- **臣** 生地、丹皮—凉血止血，散瘀止痛
- **佐**
  - 连翘—清热解毒
  - 升麻—升阳散火解毒，引药入阳明
  - 当归—养血活血
- **使** 生甘草—清热解毒，调和诸药

滋水清肝饮(《医宗已任篇》)

歌诀： 滋水清肝饮六味，柴芍山栀枣仁归；
肝肾阴亏得培补，滋肾清肝两功备。

趣记： 六位才当少吃酸枣。

对照： "六味"柴当芍栀酸枣。

证治方解：

肝肾阴亏 虚火上炎
- 腰膝酸软—肝肾阴亏，腰府失养
- 心烦易怒—阴虚火旺，内扰心神
- 胃脘灼痛，饥不欲食，嘈杂似饥—肝阴亏虚，肝气不舒，横逆犯胃
- 口干口苦，呕吐酸水—肝气犯胃，胃气上逆
- 舌红少苔，脉细数—肝肾阴亏之象

→ 肝肾阴亏 虚火上炎 肝气不舒

滋肾补肝 清泄肝热
- 君：生地、当归、白芍、山茱萸、山药—滋肾养肝
- 臣：
  - 柴胡—舒肝理气
  - 丹皮、山栀—清泄肝热
- 佐：
  - 茯苓—健脾
  - 泽泻—泻肾降浊
  - 酸枣仁—调补肝血

注："六味"指六味地黄丸。

槐角丸(《丹溪心法》)

歌诀： 槐角丸中地榆防，酒糊为丸枳芩当；
清肠止血兼消肿，湿蕴大肠痔瘘疮。

趣记： 当黄帝只防坏人。

对照： 当黄地枳防槐一。

证治方解：

便血
- 便血鲜红—湿热蕴结大肠，损伤肠络
- 大便不畅或稀溏—湿热交蒸，大肠传导失司
- 腹痛—湿热蕴结，气机受阻
- 或痔瘘下血等—湿热交蒸，损伤血络
- 苔黄腻，脉濡数—湿热之象

}湿热蕴结 肠络受损

清肠止血 祛风消肿
- 君 槐角—凉血止血，善治便血
- 臣
  - 地榆—凉血止血，兼收敛止血
  - 黄芩—清化肠中湿热
- 佐
  - 当归—养血和血，防止苦寒之药伤阴，且可补已损之血
  - 防风—祛风胜湿
  - 枳壳—行气宽肠

当归龙荟丸(《宣明方论》)

歌诀：当归龙荟用四黄，栀子青黛木麝香；
肝胆火盛急攻下，疏肝行滞切莫忘。

趣记：四只黄龙会设法带青木箱而归。

对照：“四栀”黄龙荟麝—黛青木香—归。

证治方解：

狂证：
- 面红目赤—肝火上炎
- 胸膈痞塞，两胁疼痛，牵引少腹—肝胆火盛，肝气不舒
- 口干便秘—火盛伤津
- 发热烦躁，神志错乱发狂—肝火亢盛，扰及心神
- 舌红苔黄，脉实—肝胆火盛之象

（以上均属：肝胆火盛，扰及心神）

清肝泻火，疏肝行滞：
- **君**
  - 龙胆草—清泻肝胆实火
  - 芦荟—泻下清肝
- **臣**
  - 黄连、黄柏、黄芩、栀子、青黛—清热泻火
- **佐**
  - 当归—养血疏肝
  - 大黄—导热下行，通导大便
  - 木香、麝香—疏肝理气行滞

注：即山栀、黄芩、黄柏、黄连。

二阴煎(《景岳全书》)

歌诀： 二阴生地草枣冬，玄连灯竹苓木通；
心悸癫狂皆可治，清心滋阴有奇功。

趣记： 令全连人登山找竹木生卖。

对照： 苓玄连仁灯—草竹木生麦。

证治方解：

- 狂证
  - 惊狂失志，多言妄笑，时而烦躁 — 狂证日久，阴伤气耗，火热内扰
  - 形瘦面红，精神疲惫 — 气阴两伤，心失所养
  - 舌红少苔，脉细数 — 阴虚之象
  - → 狂证日久 火盛伤阴

- 滋阴清热 宁心安神
  - **君** 生地、麦冬、玄参 — 滋阴清热
  - **臣** 茯神、酸枣仁 — 养心安神
  - **佐** 黄连、木通、竹叶、灯芯 — 清心泻火，导热下行
  - **使** 甘草—调和诸药

癫狂梦醒汤(《医林改错》)

歌诀： 癫狂梦醒桃仁功，香附青柴半木通；
陈腹赤桑苏子炒，倍加甘草缓其中。

趣记： 老妇人才丧子，请相伴少沉痛。

对照： 老腹仁柴桑子，青香半芍陈通。

证治方解：

癫狂
- 哭笑不休，詈骂歌唱，不避亲疏——气血凝滞，脑气与脏腑之气不相顺接
- 面色晦滞——瘀血内阻，头面失荣
- 舌质紫黯，舌下脉络瘀阻，脉象沉涩——瘀血内阻之象

——瘀血内阻——脑气与脏腑之气不相顺接

活血化瘀　疏肝解郁　理气化痰
- 君　桃仁、赤芍——活血化瘀
- 臣　柴胡、香附—疏肝解郁；半夏、苏子—化痰散结
- 佐　青皮、陈皮—理气行滞；木通、大腹皮、桑皮—泻下逐水
- 使　甘草—调和诸药

大补元煎(《景岳全书》)

歌诀: 大补元煎归山药,枸杞人参杜仲草;
熟地山萸补肝肾,益气养血功最高。

趣记: 当地要少种人参与枸杞。

对照: 当地药草仲人参萸枸杞。

证治方解:

痫证日久 心肾亏虚:
- 健忘,心悸,头目眩晕 → 心血不足,失于荣养
- 腰膝酸软,神疲乏力 → 肾虚精亏,温养失职
- 苔薄腻,脉细弱 → 癫痫日久,气血不足之象

→ 痫证日久 心肾不足

补心益肾 益气养血:
- 君:人参、当归 → 益气补血,养心安神
- 臣:熟地、山萸、杜仲、枸杞子 → 补益肝肾
- 佐:山药—补气健脾,益肾固精
- 使:炙甘草—调药和中

河车大造丸(《扶寿精方》)

歌诀：河车大造有二冬，龟板牛膝杜仲从；

癫痫日久肾水亏，黄柏更助清热功。

趣记：龟游天河中，牛耕黄麦地。

对照：龟—天河仲，牛—黄麦地。

证治方解：

癫证日久 肾阴亏虚：
- 腰膝酸软，神疲乏力——肾水亏虚，温养失职
- 遗精——肾水不足，相火妄动
- 盗汗，五心烦热——肾水不足，虚热内迫
- 舌红少苔，脉细数——肾水不足之象

（以上：癫证日久 肾水不足）

滋阴益肾：
- 君　紫河车—补肾益精
- 臣　熟地、杜仲、牛膝、龟版——补阴益肾
- 佐　天冬、麦冬—滋阴清热；黄柏—清热泻火坚阴

竹沥达痰丸(《古今医鉴》)

歌诀: 竹沥达痰芩大黄,青礞夏橘沉茯香;
甘姜人参中州固,逐火消痰治癫狂。

趣记: 人下黄岭找红橘,石沉大江里。

对照: 人夏黄芩草红橘,石沉大姜沥。

证治方解:

- 痫证(痰火内盛,上蒙心窍)
  - 突然仆倒,昏不知人,抽搐吐涎叫吼,醒后如常——肝火旺盛,火动生风,煎熬津液,结而为痰,风动痰升,上蒙心窍
  - 平日情绪急躁,心烦失眠——肝火旺盛,内扰心神
  - 口苦—火盛之象
  - 便秘,咯痰不爽—痰火壅实,宣降失职
  - 舌红苔黄腻,脉弦滑数——痰火之象

- 泻火逐痰
  - **君** 竹沥—清热滑痰
  - **臣**
    - 半夏、橘红—燥湿化痰
    - 礞石、沉香—下气消痰
  - **佐**
    - 大黄、黄芩—清热泻火,折其上逆之势
    - 茯苓、人参—健脾化痰,扶助正气
    - 姜汁—和胃降逆
  - **使** 甘草—调和诸药

化肝煎(《景岳全书》)

歌诀： 化肝芍药青陈皮，丹栀泽泻贝母齐；
疏肝泄热散郁结，肝胃郁热脘痛宜。

趣记： 清晨只要择牡丹皮。

对照： 青陈栀药泽母丹皮。

证治方解：

肝火犯胃胃痛
- 胃脘灼痛，痛势急迫—肝郁化火，邪热犯胃
- 胁肋胀痛，烦躁易怒—肝气不舒，疏泄失职
- 口干口苦—肝病及胆，胆失疏泄，胆气外溢
- 舌红苔黄，脉弦数—肝火之象

→ 肝郁化火，肝胃郁热

疏肝泻热和胃
- 君：青皮、陈皮—疏肝理气
- 臣：
  - 芍药—敛阴柔肝
  - 丹皮、栀子—清泄肝火
- 佐：
  - 泽泻—清泄肾火
  - 贝母—清热散结和胃

调营敛肝饮(《医醇胜义》)

歌诀： 调营敛肝白芍药，当归蛤粉炒阿胶；
枸杞枣仁芎五味，陈苓木香生姜枣。

趣记： 岂令穷人归高阁，想教为臣过大江。

对照： 杞苓芎仁归一蛤，香胶味陈一大姜。

证治方解：

肝血虚滞 肝气横逆：
- 胃脘疼痛，痛有定处——肝血亏虚，肝气不疏，横逆犯胃
- 两胁胀痛，烦躁易怒—肝血虚滞，疏泄失职
- 舌质黯淡，脉弦涩——肝虚血滞之象

}肝血虚滞 肝气横逆

养血疏肝：
- **君** 当归、芍药、阿胶、川芎——补养肝血
- **臣** 枸杞子、五味子、酸枣仁—滋阴柔肝；茯苓—健脾以滋气血生化之源
- **佐** 木香、陈皮—理气行滞，使补而不滞
- **使** 生姜、大枣—补脾胃而调诸药

启膈散(《医学心悟》)

歌诀：启膈丹参与沙参，茯苓川贝和郁金；
砂仁荷叶杵头糠，开郁畅膈力能任。

趣记：沙和尚杀人抢金丹被伏。

对照：沙荷糠砂仁—金丹贝茯。

证治方解：

痰气交阻噎膈（痰气交阻，气结痰生）
- 吞咽梗阻，胸膈满闷，情志不畅，时可减轻——痰气交阻，食道不利，情志不畅
- 口干咽燥—气结于里，津不上达
- 舌质偏红，苔薄腻，脉弦滑——痰气交阻之象

开郁化痰润燥
- 君　丹参、郁金—化瘀开郁
- 臣　沙参、川贝、茯苓——润燥化痰，以散结
- 佐
  - 砂仁—理气和胃
  - 荷叶蒂、杵头糠—化浊和胃以降逆

通幽汤(《兰室秘藏》)

歌诀： 通幽汤中二地黄，桃仁红花归草襄；
瘀血内结噎膈证，须借升麻举清阳。

趣记： 两地桃花当草生。

对照： 两地桃花当草升。

证治方解：

瘀血内结噎膈：
- 胸膈疼痛，食不得下而复吐出，甚则饮水难下——瘀血内结，阻于食道，气机滞塞
- 或吐出物如赤豆汁——瘀血内阻，络伤血溢
- 大便坚硬如羊屎，形体消瘦，肌肤枯槁——瘀血内结，阴血亏虚，濡养失职
- 舌红少津，脉细涩——瘀血之象

→ 瘀血内结，阻于食道

滋阴养血，破结行瘀：
- **君** 生地、熟地、当归——滋阴养血，以治阴虚之本
- **臣** 桃仁泥、红花—破结行瘀
- **佐** 升麻—升举清阳，寓降于升
- **使** 甘草—调和诸药

补气运脾汤(《医学统旨》)

歌诀： 补气运脾"六君"弥，姜枣砂仁佐黄芪；

脾胃虚弱湿气滞，行气化湿消痞宜。

趣记： 六君将找人下棋。

对照： "六君"姜枣仁一芪。

证治方解：

脾胃气虚兼有湿阻气滞：
- 脘腹痞塞—湿阻气滞
- 饮食减少，食后作胀—脾胃气虚，运化无力
- 疲乏无力—脾胃气虚，生化不足
- 舌苔白腻，脉濡细—脾虚兼湿滞

→ 脾胃气虚，湿阻气滞

补气健脾，行气化湿：
- 君：人参、白术、茯苓、甘草—补气健脾
- 臣：
  - 黄芪—助参、术等补气健脾
  - 陈皮、砂仁—行气化湿
- 佐使：
  - 半夏—降逆和胃
  - 生姜、大枣—调和脾胃

注："六君"指六君子汤。

竹 茹 汤(《本事方》)

歌诀: 竹茹汤中有二姜,半夏甘草大枣尝;
胃热气逆呕频作,妊娠恶阻服之康。

趣记: 两江畔,大竹生。

对照: 两姜半,大竹一。

证治方解:

胃中积热呕吐 — 胃中积热 胃气上逆
- 呕吐频作,食已即吐 — 胃中积热,气逆上冲,胃气不降
- 口臭—胃中积热,蒸迫腐浊之气上承
- 口渴—胃热津伤
- 舌红苔黄,脉　数 — 胃热之象
- 亦治妊娠恶阻—胃热气逆,胃气不和

清胃降逆
- 君　竹茹—清热降逆,和胃止呕
- 臣　半夏、生姜、干姜—降逆和胃止呕
- 佐使
  - 大枣—和胃调中
  - 甘草—清热和胃,调和诸药

丁香散(《古今医统》)

歌诀： 丁香柿蒂与良姜，甘草加入四味尝；
呃逆皆因胃虚冷，止呃降逆效力彰。

趣记： 老姜试丁香。

对照： 老姜柿丁香。

证治方解：

呃逆：
- 呃声沉缓有力，膈间及胃脘不舒 —— 寒邪阻遏，肺胃之气不降，上逆动膈
- 得热则减，得寒则甚 —— 寒得温则散，得寒愈凝
- 饮食减少—胃寒不纳谷
- 口中和而不渴—胃寒阴津未伤
- 苔白润，脉象迟缓 —— 寒邪客胃之象

—— 寒邪阻遏　肺胃不降　气逆动膈

温中祛寒　止呃：
- 君　丁香—温中祛寒止呃
- 臣　佐
  - 柿蒂—降逆止呃
  - 良姜—温中祛寒
- 使　甘草—调药和中

胃苓汤(《丹溪心法》)

歌诀： 胃苓平胃加五苓，伤湿泄泻因食停；
利水渗湿为治本，健脾和中自安宁。

趣记： 吾令贵侄将找苍猪，择白猪，皮老厚。

对照： 五苓桂枝姜枣苍术，择白术，皮老厚。

证治方解：

寒湿困阻泄泻
- 泄泻清稀，甚至如水——寒湿中阻，升降失司，清浊相干
- 腹痛肠鸣—寒湿内盛，腑气不畅
- 脘闷食少—寒湿困脾，脾失健运
- 恶寒发热，鼻塞头痛，肢体酸楚疼痛——风寒湿邪外束
- 苔白腻或薄白，脉濡缓——湿邪之象

以上：外感寒湿　困阻中焦　升降反作

解表散寒　化湿和中
- 君
  - 苍术—燥湿健脾，发散表寒
  - 桂枝—温中祛寒
- 臣　白术、茯苓—健脾除湿
- 佐
  - 陈皮、厚朴—芳香化湿，行气除满
  - 泽泻、猪苓—利水渗湿，以实大便
  - 生姜、大枣—调和脾胃
- 使　甘草—调和诸药

注：“平胃”指平胃散，“五苓”指五苓散。

驻车丸(《备急千金要方》)

歌诀： 驻车丸中有黄连，阿胶当归干姜全；
虚坐怒责阴虚痢，清肠温脾力能堪。

趣记： 教皇将归。

对照： 胶黄姜归。

证治方解：

阴虚痢：
- 痢下赤白脓血，下血黏稠——素体阴虚，感邪而痢，邪滞肠间
- 脐腹疼痛—阴亏热灼，热滞肠中
- 虚坐怒责—营阴不足
- 食　　少—胃阴亏虚
- 心烦口干—阴虚火旺
- 舌质红绛，舌光红少津，脉细数——阴血亏耗之象

——阴虚感邪而痢，热滞肠中

清肠养阴止痢：
- 君　黄连—清热燥湿，厚肠止痢
- 臣　阿胶、当归—滋阴养血
- 佐　干姜—温脾助阳，防寒凉太过

开噤散(《医学心悟》)

歌诀： 开噤菖蒲苓二参，荷叶陈皮冬瓜仁；
陈米黄连石莲子，噤口痢疾此方寻。

趣记： 冬令一人担两石陈米沉黄河。

对照： 冬苓一人丹“两石”陈米陈黄荷。

证治方解：

噤口痢：
- 下痢赤白—湿热疫毒蕴结肠中，损伤脂膜
- 呕逆不食—湿热上壅，胃气不降
- 腹　　痛—湿热内壅，气机阻滞
- 精神疲乏—胃气虚弱，生化乏源
- 口气臭秽—湿热内壅，腐浊上逆
- 舌质淡红，苔微黄而腻，脉濡缓—湿热之象

→ 湿热内壅　胃气虚弱　胃气不降

泄热和胃　降逆化浊：
- 君　黄连、冬瓜仁、石菖蒲—清热化湿
- 臣　人参、茯苓—健脾益气
- 佐
  - 半夏、陈米，荷蒂、石莲子—降逆化浊和胃
  - 丹参—开瘀化滞
  - 陈皮—理气行滞

注：“两石”指石菖蒲、石莲。

附子粳米汤(《金匮要略》)

歌诀： 附子粳米半夏宜，甘草大枣五般齐；
寒邪直中腹中痛，温中止痛宜此剂。

趣记： 老夫子拌大米。

对照： 老附子半大米

证治方解：

寒阻气逆腹痛
- 腹中雷鸣，切痛——寒邪内侵，阳气不运，气血被阻
- 胸胁逆满，呕吐—寒邪上逆，胃气不降
- 大便溏泻—寒伤中阳，运化失司
- 舌苔白腻，脉象沉紧——寒邪内阻之象

}寒邪内阻 气逆不降

温中降逆
- 君 附子—温里散寒
- 臣
  - 粳米—养胃安中
  - 半夏—降逆和中
- 佐 大枣—调养脾胃
- 使 甘草—调药和中

《尊生》润肠丸(《沈氏尊生书》)

歌诀： 尊生润肠桃麻仁，当归生地枳壳存；
血少津枯大便秘，润肠通便此方珍。

趣记： 润肠当地吃麻桃。

对照： 润肠当地枳麻桃。

证治方解：

便秘
- 大便秘结—血少津枯，肠失濡润
- 面色无华，头目眩晕—血少则不能上荣于头面
- 心悸失眠—血少阴亏，心失所养
- 舌质淡，脉细弱—阴血亏少之征

—血虚津亏，肠失濡润

养血润燥
- **君** 生地、当归—滋阴养血
- **臣** 麻仁、桃仁—润肠通便
- **佐** 枳壳—行气宽肠

追虫丸(《证治准绳》)

歌诀： 追虫丸中苦楝根，木香槟榔雷茵陈；
皂荚黑甘皆入药，追杀诸虫无处遁。

趣记： 早晨练完喝香槟。

对照： 皂陈楝丸黑香槟。

证治方解：

虫证：蛔虫腹痛，亦可追杀钩虫、蛲虫、绦虫——虫扰肠中，踞乱气机

驱虫杀虫：
- **君** 雷丸、苦楝根、槟榔—杀虫
- **臣** 黑丑—泻下驱虫
- **佐**
  - 皂荚—杀虫
  - 茵陈—止痒除湿
  - 木香—行气导滞

麻黄连翘赤小豆汤(《伤寒论》)

歌诀: 麻黄连翘赤豆汤,杏草大枣梓生姜;
宣肺疏表清湿热,黄疸表证服之良。

趣记: 赤子将找干妈敲杏仁。

对照: 赤梓姜枣甘麻翘杏仁。

证治方解:

黄疸初起:
- 伤寒发黄,发热无汗,身黄肤痒 — 伤寒表邪,郁而不达,困阻中焦,薰蒸肝胆,胆汁外溢
- 小便不利—湿热下注膀胱
- 烦扰不安—湿热内扰心神
- 喘咳—表邪未解,肺气失宣
- 身面浮肿—湿热内蕴,外溢肌肤
- 脉弦紧而数—湿热之象

伤寒表邪郁而不解,薰蒸肝胆胆气外溢

宣肺疏表,清热利湿:
- 君
  - 麻黄—宣肺解表,利水消肿
  - 赤小豆—清热利湿
- 臣
  - 连翘—清热解毒,轻宣透邪
  - 生梓白皮—利湿清热
- 佐
  - 杏仁—宣肺降气
  - 生姜、大枣—调和营卫
- 使
  - 甘草—调和诸药

犀角散(《备急千金要方》)

歌诀： 犀角散内用黄连，升麻茵陈山栀全；
清心泻火解热毒，专治热盛阳黄疸。

趣记： 与山西省联姻。

对照： 一山犀升连茵。

证治方解：

急黄：
- 发病急骤，黄疸迅速加深，其色如金，高热烦渴——湿热夹毒，郁而化火，热毒炽盛，胆汁被迫溢于肌肤
- 胁痛腹满——热毒内盛，气机失调
- 吐血、衄血、便血——热迫血行，血溢脉外
- 神昏谵语——热毒内陷心营，心神被扰
- 舌质红绛，脉弦滑或细数——肝胆热盛，灼伤津液

——热毒炽盛，胆汁外溢

清心解毒，泻热退黄：
- 君：犀角——清心凉血，泻火解毒
- 臣：
  - 黄连——清热泻火
  - 茵陈——利胆退黄
- 佐：
  - 升麻——清热解毒
  - 栀子——清热泻火，导热下行，使湿热之邪从小便而解

大七气汤(《医学入门》)

歌诀: 大七气汤枣生姜,青陈桔甘桂藿香;
三棱莪术益智仁,香附加入癥瘕康。

趣记: 贵国想借青三棱,富人将找陈莪术。

对照: 桂国香桔青三棱,附仁姜枣陈莪术。

证治方解:

积聚:
- 癥瘕积聚,固着不移,心腹疼痛,上气窒塞,小腹胀满——气滞血阻,脉络不和,积而成块
- 大小便不利—腑气不畅
- 苔薄白,脉弦—气滞血阻之象

——气滞血阻,积而成块

破瘀行气,消积导滞:
- **君** 三棱、莪术——破瘀行气
- **臣** 青皮、陈皮—行气化滞
- **佐**
  - 桂心—温通血脉
  - 桔梗—升达清阳,行气散结
  - 香附—疏肝行气
  - 益智仁—温补脾肾
  - 藿香—行气安中和胃
  - 姜枣—调和脾胃
- **使** 甘草—调和诸药

济生肾气丸(《济生方》)

歌诀： 济生肾气治肾虚，肾气加入车牛膝；

阳虚水停腰脚重，温阳利水自下趋。

趣记： “肾气”乘牛车。

对照： “肾气”—牛车。

证治方解：

肾虚水泛：
- 畏寒肢冷—肾阳不足，温煦失职
- 尿少身肿—肾阳亏虚，气化失司，水气内停
- 腹胀满—阳虚水停，气滞不畅
- 腰酸—腰为肾府，肾阳不足，温养无力
- 舌淡胖嫩有齿痕，苔白滑，脉沉弦—阳虚水停之象

→ 肾阳不足　气化无力　水气内停

温补肾阳　利水消肿：
- 君
  - 桂枝、附子—温补肾阳
  - 泽泻、车前子—利水消肿
- 臣
  - 熟地黄、牛膝、山茱萸、山药—补益肝肾
- 佐　茯苓、丹皮—补脾泻肝

注：“肾气”指肾气丸。

芎芷石膏汤(《医宗金鉴》)

歌诀：芎芷石膏川芎羌，菊花藁本共煎尝；
头风眩晕时发作，风热头痛悉能康。

趣记：川本试抢白菊花。

对照：川本石羌白菊花。

证治方解：

风热头痛：
- 头痛眩晕，甚则头痛如裂——风热之邪上扰清窍
- 发热恶风—风热袭表
- 面红目赤—热邪上炎
- 口渴引饮，便秘溲黄——热盛津伤
- 舌红苔黄，脉浮数——风热在表之象

——风热袭表　上扰清窍

疏风清热：
- 君　菊花—疏风清热，止头痛
- 臣
  - 川芎—祛风止痛，治少阳厥阴头痛
  - 白芷—祛风止痛，解表，治阳明经头痛
- 佐
  - 羌活、藁本—治太阳经头痛
  - 石膏—清热泻火，并制约辛温药物之温性

加味四物汤(《金匮翼》)

歌诀： 加味四物地芍芎，归芩菊花蔓荆同；
养血熄风甘草入，血虚头痛有奇功。

趣记： 黄花满地，白草当川。

对照： 黄花蔓地，白草当川。

证治方解：

血虚头痛
- 头痛而晕—阴血亏虚，清窍失养兼风阳上逆
- 心悸不宁—阴血亏虚，心神失养
- 神疲乏力—阴血不足，肢体失养
- 舌淡苔白，脉细弱—血虚之象

（以上）阴血亏虚，清窍失养，兼风阳上逆

养血熄风
- **君** 当归、生地、白芍、川芎—养血活血
- **臣** 菊花、蔓荆子—熄风止痛
- **佐** 黄芩—清热泻火，制约养血药物之滋腻和温性
- **使** 甘草—调和诸药

解语丹(《医学心悟》)

歌诀： 解语南星甘木香，白附天麻远志菖；

羌活全蝎一并入，中风不语自然康。

趣记： 男驸马抢香草园险些被捕。

对照： 南附麻羌香草远—蝎—蒲。

证治方解：

中风语謇（风痰内阻，舌本失养）：
- 舌强语謇—风痰内阻，舌体失荣
- 半身不遂，肢体麻木，或拘挛，口眼㖞斜—风痰闭阻，气血不畅，肢体失荣
- 舌苔厚腻，脉弦滑—风痰之象

熄风化痰，通络开窍：
- **君**　天麻、白附子、胆南星、全蝎—平肝熄风化痰
- **臣**　远志、菖蒲—化痰开窍
- **佐**　羌活—祛风；木香—理气
- **使**　甘草—调和诸药

葛根汤(《伤寒论》)

歌诀： 葛根汤中桂麻黄，芍甘大枣与生姜；
发汗解肌调营卫，外感刚痉服之良。

趣记： 桂枝家割麻。

对照： “桂枝”加葛麻。

证治方解：

刚痉：
- 发热恶寒—风寒袭表，营卫不和
- 头痛，项背强直，肢体酸痛—风寒湿邪，阻滞经络
- 苔薄白，脉浮紧—风寒之象

→ 风寒湿邪，壅滞经脉，筋脉失荣

发汗解肌，和营止痛：
- 君　葛根—解肌养筋
- 臣　麻黄、桂枝—发散风寒
- 佐使
  - 芍药、甘草—益阴和营，调药
  - 生姜、大枣—调和营卫，调和脾胃

注：“桂枝”指桂枝汤。

栝蒌桂枝汤(《金匮要略》)

歌诀： 栝蒌桂枝芍药甘，生姜大枣六味全；
柔筋养脉调营卫，风寒发痉力能蠲。

趣记： 夸贵嫂炒姜枣。

对照： 栝桂芍草姜枣。

证治方解：

痉病：
- 项背强直—风寒袭表，阻滞经络
- 发热汗出—风邪偏盛，腠理开泄
- 头痛—风邪上扰清窍
- 苔薄白，脉沉细—风寒表证之象

→ 风寒袭表　腠理开泄　经气不利

调和营卫　柔润筋脉：
- 君
  - 瓜蒌—清热生津，柔和筋脉
  - 桂枝—调和营卫，发散风寒
- 臣　白芍—敛阴和营，柔肝缓急
- 佐　生姜、大枣—调和营卫，生津液
- 使　甘草—调和诸药

四海舒郁丸(《疡医大全》)

歌诀: 四海舒郁藻带昆,青陈螵蛸海蛤粉;
气郁痰阻瘿瘤病,消瘿散结法可循。

趣记: 昆明早晨粉带飘香。

对照: 昆—藻陈粉带螵香。

证治方解:

瘿瘤
- 颈前结块肿大,弥漫对称,质软光滑 } 气壅痰阻结于颈部
- 性急易怒,胸闷,善太息 } 肝气不舒,情志失调,气机不利
- 咳嗽,吞咽不爽 } 痰气阻肺,气机不利,宣降失职
- 苔薄白腻,脉弦—气机郁滞,痰气交阻之象

} 气滞痰凝 结于颈前

化痰软坚 消瘿散结
- 青木香、陈皮—疏肝理气
- 昆布、海藻、海螵蛸、海蛤粉、海带 } 化痰软坚,消瘿散结

柴胡桂枝干姜汤(《伤寒论》)

歌诀：柴胡桂枝干姜汤，瓜蒌芩草牡蛎襄；
寒多热少疟疾病，和解少阳效力彰。

趣记：黄瓜炒牡蛎，姜汁拌青菜。

对照：黄栝草牡蛎，姜枝——柴。

证治方解：

疟疾：
- 寒多热少，口不渴——素体阳虚，复感疟邪，兼感寒湿，中阳被郁，阳气不达
- 胸脘痞闷，神疲体倦——寒湿内困，脾胃失运，气机不畅
- 苔白腻，脉沉弦——寒湿内阻之象

——素体阳虚，感受寒湿疟邪，中阳被遏

和温解阳少达阳邪：
- 君　柴胡、黄芩—和解少阳
- 臣　桂枝、干姜、甘草—温阳达邪
- 佐　天花粉、牡蛎—软坚散结
- 使　甘草—调和诸药

何人饮(《景岳全书》)

歌诀： 何人当归与人参，陈皮生姜五味存；
久疟当见脉虚缓，治本应从气血寻。

趣记： 臣将归何人。

对照： 陈姜归何人。

证治方解：

久疟不止 气血皆亏 —— 疟疾日久 气血耗伤
- 倦怠乏力，短气懒言，食少，面色萎黄，形体消瘦 —— 疟疾日久，气血耗伤，脾胃虚弱，生化乏源
- 遇劳则复发疟疾，寒热时作 —— 表里俱虚，疟邪未散，劳则耗气，复发为疟
- 舌质淡，脉沉细无力 —— 气血亏虚之象

益气养血 扶正祛邪
- **君** 人参—益气扶正
- **臣** 制何首乌、当归—补益精血
- **佐** 陈皮、生姜—理气和中

石苇散(《证治汇补》)

歌诀：石韦车前与滑石，瞿麦力助冬葵子；
热淋石淋属实证，利水通淋宜此知。

趣记：划车为卖冬葵子。

对照：滑车韦麦冬葵子。

证治方解：

石淋热淋：
- 小便频数，淋沥涩痛，尿中夹石——湿热下注，煎熬尿液，结为砂石
- 尿时突然中断—砂石阻断尿路
- 尿血—砂石损伤脉络
- 腰痛如折，牵引少腹—砂石阻滞，气滞不通
- 舌红苔黄腻，脉濡数—湿热下注之象

——湿热下注，熬液为石，砂石阻滞

清热利湿，通淋排石：
- **君**　石韦—清热利湿通淋
- **臣**　冬葵子—清热利水
- **佐**　瞿麦、车前子、滑石—利水通淋，清热利湿

膏淋汤(《医学衷中参西录》)

歌诀：衷中参西膏淋汤，山药芡实生地黄；
龙牡党参白芍药，固摄真元显效彰。

趣记：深山黄母拾白骨。

对照：参山黄牡实白骨。

证治方解：

肾虚膏淋
- 小便混浊如米泔，或如脂膏 } 肾元亏虚，固摄失职，脂液下泄
- 溲行不畅—肾虚气化失司
- 腰膝软弱，头晕耳鸣 } 肾元亏乏，髓海不充
- 舌淡苔腻，脉细弱无力 } 下元亏乏之象

} 下元虚乏 肾虚不摄 脂液下泄

补虚固涩
- **君** 山药、党参—补脾益气以固摄下元
  且山药有固涩之力
- **臣** 生地、芡实—滋肾固涩
- **佐**
  - 龙骨、牡蛎—收敛固涩
  - 白芍—滋阴收敛

苍术难名丹(《世医得效方》)

歌诀: 苍术难名茴龙骨,川楝故纸苓川乌;
淋沥精浊元阳衰,温肾暖肝宜此服。

趣记: 指令苍龙回“二川”。

对照: 纸苓苍龙茴“二川”。

证治方解:

脾肾两虚尿浊
- 小便混浊如白浆,尿意不畅 —— 下元虚衰,脾气下陷,精微下注
- 神疲乏力—元阳虚衰,鼓动无力
- 舌淡,脉虚数 —— 下元衰乏之象

→ 下元虚衰,脾气下陷,精微下注

温暖下元,收敛固涩
- 君 小茴香、故纸、川乌—温暖下元
- 臣 苍术、茯苓—燥湿健脾
- 佐
  - 川楝子—行气
  - 龙骨—收敛固涩

注:“二川”指川楝子、川乌。

春泽汤(《医方集解》)

歌诀： 春泽“五苓”加人参，气虚伤湿未及阴；
温阳益气从本治，健脾利湿用功深。

趣记： 五龄佳人。

对照： “五苓”加人。

证治方解：

癃闭：
- 气虚伤湿，口渴——气虚湿困，气化不利，津不上布
- 小便不利——气虚伤湿，膀胱气化失司
- 老年体虚，浮肿——气虚伤湿，水津不布，外溢肌肤

——气虚湿困，气化不利，水津不布

温阳益气，健脾利湿：
- **君** 猪苓、泽泻——利水渗湿
- **臣** 桂枝、人参——温阳益气以助气化
- **佐** 白术、茯苓——健脾利湿

注： “五苓”指五苓散。

青娥丸(《太平惠民和剂局方》)

歌诀：青娥杜仲补骨脂，大蒜胡桃四般施；
肾虚腰痛如折候，补肾强腰宜此知。

趣记：胡桃肉大补中州。

对照：胡桃肉大补仲一。

证治方解：

腰痛
- 腰痛如折，起坐艰难，俯仰不利，转侧不能 → 腰为肾府，肾虚精亏，腰府失养
- 舌质淡，脉细弱 → 肾虚之象

→ 肾虚精亏 腰失所养

补肾健腰
- 君　补骨脂—补肾助阳
- 臣　杜仲、胡桃肉—补肾益精
- 佐　大蒜—温补阳气

消渴方(《丹溪心法》)

歌诀： 消渴地藕乳姜汁，黄连花粉蜂蜜施；
上消多属肺火盛，滋阴降火渴自止。

趣记： 四只黄蜂采花粉。

对照： "四汁"黄蜂—花粉。

证治方解：

消渴：
- 烦渴多饮，口干舌燥 → 肺热炽盛，耗液伤津
- 尿频量多 → 燥热伤肺，治节失职；水津不化，直趋于下
- 舌边尖红，苔薄黄，脉洪数 → 肺热之象

→ 肺热炽盛 耗液伤津

清热润肺 生津止渴：
- 君　天花粉—清热生津止渴
- 臣　黄连—清热降火
- 佐　人乳汁、生地汁、藕汁、蜂蜜—养阴增液；姜汁—调和脾胃

注："四汁"指生地汁、人乳汁、藕汁、姜汁。

二冬汤(《医学心悟》)

歌诀：二冬荷叶天花粉，甘草黄芩知人参；
滋阴清热治消渴，生津止渴治多饮。

趣记：天天荷叶青，草黄知冬深。

对照：天天荷叶一，草黄知冬参。

证治方解：

肺肾亏虚上消
- 渴而多饮，烦渴不止——肺肾气阴两虚，阴虚津伤，气虚则水津不布
- 小便频数——肾气不足，固摄无权
- 舌红少苔，脉洪数无力——肺肾阴虚之象

→ 阴虚津伤　气不布津

滋阴清热　生津止渴
- 君　人参——益气生津
- 臣　天冬、麦冬、天花粉——清热生津
- 佐
  - 黄芩、知母——清热泻火，滋阴润燥
  - 荷叶——清热
- 使　甘草——调药和中

羊肝丸(《类苑方》)

歌诀: 羊肝当归夜明砂,木贼蝉蜕五味加;
雀盲内障肝血亏,养肝明目效力佳。

趣记: 馋贼当夜偷羊。

对照: 蝉贼当夜一羊。

证治方解:

雀盲内障:
- 雀盲,内障,耳聋,头晕,面色萎黄,舌淡,脉虚——肾开窍于耳,肝开窍于目,肝肾精血不足不能上承耳目

滋补肝肾 除障明目:
- 君 当归、羊肝—补益肝肾,滋养精血
- 臣 夜明砂—明目
- 佐 蝉蜕、木贼—明目退翳

黄连清心饮(《沈氏尊生书》)

歌诀: 黄连清心地枣仁,茯神远志与人参;
当归甘草莲子肉,益气固精养心阴。

趣记: 皇帝找神龟炒莲肉园参。

对照: 黄地枣神归草莲肉远参。

证治方解:

遗精:
- 少寐多梦—心火内动,神不守舍
- 梦则遗精—火扰精室
- 心中烦热,头晕目眩,精神不振,体倦乏力 } 寐少神乏,精不上荣
- 心悸,怔忡健忘—心火亢盛,灼伤阴血
- 口干—火灼阴伤
- 小便短赤—心火下移小肠
- 舌红,脉细数—心火亢盛,阴血不足

} 君相火动 心肾不交

滋阴清热 清心安神:
- 君 黄连—清心泻火
- 臣 生地、当归—滋阴养血
- 佐
  - 枣仁、茯神、远志—养心安神
  - 莲子—补益心脾
  - 人参、甘草—益气和中
- 使 甘草—调和诸药

三才封髓丹(《卫生宝鉴》)

歌诀： 三才封髓草冬参，熟地黄柏与砂仁；
养血固精清相火，遗精重在固肾本。

趣记： 黄帝国老夭夭杀人。

对照： 黄地国老天一砂人。

证治方解：

阴虚火扰遗精：
- 少寐多梦—水不济火，心肾不交
- 梦则遗精—相火妄动，内扰精室
- 五心烦热，潮热—肾水不足，虚热内生
- 腰膝酸软—肾水不足，腰府失养
- 头晕，耳鸣—肾水不足，精髓内亏，不能上荣
- 舌红少苔，脉细数—相火妄动，水不济火之象

→ 君相火动，心肾不交

壮水济火，宁心安神：
- 君　天冬、生地—滋水养阴
- 臣　人参、甘草—益气宁心，安神
- 佐
  - 黄柏—泻火坚阴
  - 砂仁—行滞悦脾，使补而不滞

苍白二陈汤(《杂病源流犀烛》)

歌诀： 苍白二陈草茯苓，陈夏加入六味并；
湿痰蕴肺痰白多，燥湿健脾气先行。

趣记： 夏国臣服二猪。

对照： 夏国臣茯“二术”。

证治方解：

湿痰咳嗽：
- 咳嗽痰多，色白易咳——脾虚生湿，湿聚成痰，痰阻于肺
- 胸膈满闷—湿痰阻滞，气机不畅
- 恶心呕吐—痰阻于中，胃失和降
- 肢体倦怠—脾虚湿困，清阳不展
- 舌淡苔白腻，脉濡滑——湿痰之象

——脾虚生湿化痰　痰贮于肺

燥湿化痰　理气和中：
- **君**　半夏—燥湿化痰，降逆和胃
- **臣**　苍术、白术—燥湿健脾以杜生痰之源
- **佐**　陈皮—行气化痰，和中燥湿；茯苓—健脾渗湿
- **使**　甘草—调药和中

注：“二术”指白术、苍术。

妙 香 散(《沈氏尊生书》)

歌诀: 妙香散中茯苓神,芪草香药辰砂参;
远志桔梗麝香入,开窍益气宁心神。

趣记: 黄山早晨草木香,社园二伏皆人参。

对照: 黄山一辰草木香,麝远二茯桔人参。

证治方解:

梦遗:
- 心悸怔忡,健忘失眠——思虑过度,劳伤心脾,精血不足,心失所养
- 梦遗——心脾气虚,气不摄精
- 四肢困倦,食少便溏——脾失健运,生化无力
- 舌质淡,苔薄白,脉弱——心脾两虚之象

——劳伤心脾,气不摄精

调补心脾,益气摄精:
- 君 人参、黄芪—益气生精
- 臣 山药、茯苓—健脾扶正
- 佐
  - 远志、朱砂、茯神—宁心安神
  - 麝香—开窍醒神
  - 木香—理气醒脾
  - 桔梗—载药上行心脾
- 使 甘草—调和诸药

斑龙丸(《景岳全书》)

歌诀： 斑龙丸中熟地黄，菟丝补骨鹿角霜；
柏仁茯苓鹿胶入，起痿还须益元阳。

趣记： 白兔娇鹿令孰补骨。

对照： 柏菟胶鹿苓熟补骨。

证治方解：

遗精
- 遗精早泄，阳痿 —— 肾阳虚衰，封藏失职，鼓动无力
- 腰膝酸软，下肢发凉，面色㿠白 —— 肾阳不足，温养失职
- 小便增多，淋漓不尽 —— 肾阳不足，气化失司
- 舌淡苔白，脉沉细 —— 肾阳不足之象

→ 肾阳虚衰，精关不固

温肾益精　宁心安神
- 君　补骨脂—温命门火，壮元阳
- 臣　熟地、鹿角胶、鹿角霜—补肾益精
- 佐
  - 菟丝子—补益肝肾
  - 茯苓—健脾益气
  - 柏子仁—宁心安神

五子衍宗丸(《丹溪心法》)

歌诀： 五子衍宗有枸杞，覆盆菟丝车五味；
诸痿皆因元阳弱，力补命火起痿废。

趣记： 富婆车前喂狗兔。

对照： 覆一车前味枸菟。

证治方解：

阳痿：
- 阳事不举—命门火衰，鼓动无力
- 遗精滑泄—命门火衰，精关不固
- 不育—精冷不育
- 头目眩晕，腰膝酸软—下元虚衰，温养失职
- 精神委靡—命门火虚衰，元神失养
- 舌淡苔白，脉沉细—命门火衰之象

→ 命门火衰 鼓动无力

补肾壮阳：
- 君
  - 覆盆子—补肾固精
  - 菟丝子—补阳益精
- 臣
  - 枸杞子、车前子—补益肝肾
  - 五味子—补肾涩精

耳聋左慈丸(《小儿药证直诀》)

歌诀： 耳聋左慈汤六味，柴胡磁石一齐备；
滋阴潜阳水生木，肾虚肝旺此方魁。

趣记： 六位才子。

对照： “六味”柴磁。

证治方解：

肾虚耳鸣耳聋（肾精亏虚，虚火上扰）：
- 耳鸣，耳聋——精血不足，不能上荣，虚火上冲
- 眩晕—肾精不足，脑髓空虚
- 腰膝酸软—肾精不足，腰膝失养
- 颧赤口干，手足心热——精血不足，虚热内生
- 遗精—虚热内生，相火妄动，扰动精室
- 舌红，脉细数——肾精不足之象

滋肾降火，收敛精气：
- 君：熟地、山萸、山药，泽泻、丹皮、茯苓——滋阴补肾
- 臣：柴胡—疏达清阳
- 佐：磁石—滋阴潜阳

注：“六味”指六味地黄丸。

益气聪明汤(《证治准绳》)

歌诀： 益气聪明汤人参，升芪甘草加葛根；
黄柏芍药蔓荆子，益气明目求之本。

趣记： 人骑白马要慢割草。

对照： 人芪柏麻药蔓葛草。

证治方解：

脾阳不升耳鸣耳聋
- 耳鸣耳聋—脾气虚弱，清阳不升
- 时轻时重，休息暂减，烦劳则加—劳则伤气
- 四肢困倦，劳怯神疲，大便溏泻—脾虚气弱，气血生化乏源，运化无权
- 脉细弱，苔白腻—脾气虚弱之征

→ 脾气虚弱 清阳不升

益气升清
- **君** 人参、黄芪—补中益气
- **臣** 升麻、葛根—升举清阳
- **佐**
  - 蔓荆子—升清通窍
  - 黄柏、芍药—反佐和降，以清阴火
- **使** 甘草—调和诸药

乌头汤(《金匮要略》)

歌诀： 乌头汤中用麻黄，芍药黄芪甘草当；
痹证多因风寒侵，逐寒止痛自安康。

趣记： 骑马勿少草。

对照： 芪麻乌芍草。

证治方解：

痛痹
- 肢体关节疼痛剧烈，痛有定处——风寒湿邪客于经络，关节气血不通
- 得热则减—得热则气血流通
- 遇寒则剧—得寒则气血益凝
- 关节屈伸不能—寒湿痹阻，气血不行，关节闭阻
- 苔薄白，脉弦紧——寒邪偏盛之象

——风寒湿邪 闭阻经络 关节不通

温经散寒 祛风除湿
- 君 乌头、麻黄—温经散寒，除湿止痛
- 臣 芍药、甘草—缓急止痛
- 佐 黄芪—益气固表，扶正祛邪

蠲痹汤(《医学心悟》)

歌诀： 蠲痹汤中乳木香，羌独芎艽桂心当；
风藤炙草桑枝入，风寒湿痹法亦良。

趣记： 强秦称雄六国丧，香儒独贵四海归。

对照： 羌秦—芎—国桑，香乳独桂—海归。

证治方解：

风寒湿痹：
- 肢体关节酸痛—风寒湿邪，痹阻经络
- 畏寒—寒湿内侵，阳气受损
- 手足麻木—风寒湿邪阻闭经络，气血不行

→ 风寒湿邪，痹阻经络，气血不行

祛风除湿，散寒活血：
- **君** 羌活、独活—祛周身之风寒湿邪
- **臣** 秦艽、海风藤、桑枝、桂心—祛风胜湿，温通经络
- **佐** 当归、川芎、乳香—活血化瘀止痛；木香—行气止痛
- **使** 炙甘草—调药和中

宣痹汤(《温病条辨》)

歌诀: 宣痹汤治湿热痹,滑杏苡仁夏防己;
蚕沙栀子加连翘,利湿清热有豆皮。

趣记: 二人纺纱巧织花瓣皮衣。

对照: "二仁"防砂翘栀滑半皮—。

证治方解:

湿热痹:
- 寒战热炽—湿热交蒸,正邪相搏
- 骨节烦痛—湿热留滞关节,气血不通
- 面色萎黄—湿邪为病之象
- 舌苔黄腻,脉濡数—湿热之象

→ 湿热交蒸 阻痹经络

清热利湿 宣通经络:
- 君
  - 蚕沙—利湿化浊,祛风通痹
  - 薏苡仁—利湿清热除痹
  - 防己—祛风胜湿
- 臣
  - 连翘、滑石、赤小豆、栀子—清热解毒利湿
- 佐
  - 杏仁—宣利肺气,行气化湿
  - 半夏—燥湿和中

注: "二仁"指薏苡仁、杏仁。

厚朴汤(《苏沈良方》)

歌诀： 厚朴汤中硝大黄，枳壳良姜与槟榔；
利气宣通逐秽邪，干霍乱证急煎尝。

趣记： 大黄狼直扑潇江。

对照： 大黄榔枳朴硝姜。

证治方解：

干霍乱
- 卒然腹中绞痛，欲吐不吐，欲泻不泻——暑令秽浊，疫疠之气壅遏中焦，气机滞塞，上下不通
- 烦躁闷乱—浊邪壅闭，热格于上
- 四肢厥冷，脉沉伏——气机滞塞，阳气不得宣通

——秽浊疫疠　壅遏中焦　气机滞塞　上下不通

利气宣壅逐邪
- **君**　大黄、芒硝—泻热通便
- **臣**
  - 槟榔—下气导滞
  - 枳壳、厚朴—行气畅中
- **佐**　良姜—温中止痛

桃红饮(《类证治裁》)

歌诀： 桃红饮内有麝香，芎归灵仙煎煮汤；

痹证日久瘀血阻，瘀化血活自然康。

趣记： 穷人想当鲜花。

对照： 芎仁香当仙花。

证治方解：

痹证日久 瘀阻经络
- 关节疼痛，肿胀变形，强直畸形，屈伸不利 —— 痹证日久，正虚邪恋，瘀阻于络，气血不通
- 舌质紫暗，脉细涩 —— 瘀血之象

—— 痹证日久 瘀血阻络

活血化瘀 通痹止痛
- 君
  - 桃仁、红花、当归、川芎 —— 活血化瘀
- 臣
  - 威灵仙—通经活络，宣痹止痛
  - 麝香—宣通经络

鹿角胶丸(《医学正传》)

歌诀： 鹿角胶丸鹿角霜，虎菟牛龟熟地黄；
当归人参苓术仲，血虚气弱痿痹尝。

趣记： 虎兔牛龟挡两路，令中国人无地住。

对照： 虎菟牛龟当两鹿，苓仲一人一地术。

证治方解：

痿症
- 两足痿软，不能行动——肝肾不足，精气亏虚，筋骨失养
- 畏寒肢冷—阴损及阳，阳虚失温
- 阳痿—阳虚鼓动无力
- 小便清长—阳虚气化失司
- 舌淡苔白，脉沉细——肝肾亏虚之象

——肝肾不足　精血亏虚　血虚气弱　筋骨失养

益肝肾补气血　壮筋骨
- 君：鹿角胶、鹿角霜、熟地、川牛膝、菟丝子、杜仲——补益肝肾
- 臣：
  - 虎骨—强筋壮骨
  - 龟版—滋阴潜阳
- 佐：人参、当归、白术、茯苓—补益气血

加味四斤丸(《三因极一病证方论》)

歌诀： 加味四斤肉苁蓉，木瓜天麻五味从；
牛鹿熟地菟丝子，强筋壮骨奏奇功。

趣记： 牛兔鹿肉熟，娃尝是嘛味。

对照： 牛菟鹿肉熟，瓜——麻味。

证治方解：

痿证（肝肾不足，精血亏虚，筋骨失养）：
- 筋骨痿弱，行走无力——肝肾不足，精血亏虚，筋骨失养
- 怕冷—精血亏虚，阳气不足，温煦失职
- 阳痿—阳气虚衰，鼓舞无力
- 小便清长—阳气不足，气化失司
- 舌淡，脉沉细无力—肝肾不足之象

补益肝肾，强壮筋骨：
- 君　肉苁蓉、鹿茸、熟地—补肾益精
- 臣　牛膝、菟丝子、五味子——补益肝肾，强壮筋骨
- 佐　木瓜、天麻—祛风舒筋，活络

补肺汤(《永类钤方》)

歌诀： 补肺人参五味芪，熟地紫菀桑白皮；
止咳化痰兼益气，虚劳在肺用之宜。

趣记： 奇人丧五弟子。

对照： 芪人桑五地紫。

证治方解：

虚劳咳嗽：
- 咳嗽气逆而喘，咳嗽少痰——肺气不足，不能主气
- 短气自汗—肺气亏虚，卫表不固
- 声音低怯—肺气亏虚，宗气不盛
- 时寒时热—肺气亏虚，营卫失和
- 易于感冒—肺气不足，腠理疏松，易感外邪
- 舌质淡，脉弱—肺气虚之象

——肺气不足　不能主气　卫表不固

补肺益气：
- 君　人参、黄芪—益气固表
- 臣　熟地、五味子—益肾固元敛肺
- 佐　桑白皮、紫菀—清肃肺气

养心汤(《证治准绳》)

歌诀： 养心汤中柏枣仁，二茯芎归五味参；
芪草夏桂远志入，益气养血宁心神。

趣记： 养神志二人下棋，为扶穷贵人归国。

对照： 一 一志"二仁"夏芪，味茯芎桂人归国。

证治方解：

失眠健忘虚劳：
- 心悸怔忡，健忘，失眠，多梦——心血亏虚，血不营心，心神不宁
- 面色不华——血虚不能上荣头面
- 舌质淡，脉细或结代——血虚气少，血脉不充

——心血亏虚，血不营心

养心安神：
- 君：人参、黄芪、茯苓——益气健脾，以助气血之生化
- 臣：五味子、柏子仁、枣仁、远志——养心安神
- 佐：
  - 当归、川芎—养血补心
  - 肉桂、半夏—温中健脾，以助气血之生化
- 使：甘草—调和诸药

注："二仁"指柏子仁、枣仁。

补肝汤(《医宗金鉴》)

歌诀： 补肝地芍与归芎，木瓜甘草枣仁供；
补养肝血兼明目，虚劳在肝有奇功。

趣记： 当地穷人烧草木。

对照： 当地芎仁芍草木。

证治方解：

虚劳
- 头痛眩晕耳鸣——肝阴不足，肝阳偏亢，上扰清空
- 目干畏光，视物不明——肝阴不足，不能上荣于目
- 急躁易怒—肝阴亏虚，肝失条达
- 肢体麻木，筋惕肉瞤——阴血亏虚，筋脉失荣
- 面色潮红—阴虚火旺，虚火上炎
- 舌干红，脉细数—阴虚肝旺之象

——肝阴不足　肝阳偏亢

滋阴养肝
- 君：当归、熟地、川芎、白芍——养血柔肝
- 臣佐：
  - 木瓜、甘草—酸甘化阴
  - 麦冬、枣仁—补肝血，滋肝阴

拯阳理劳汤(《医宗必读》)

歌诀： 拯阳理劳归参芪，肉桂白术姜陈皮；
大枣甘草五味子，益气温阳最相宜。

趣记： 五位贵人早晨将骑猪归国。

对照： 五味桂人枣陈姜芪术归国。

证治方解：

虚劳：
- 心悸，自汗，神倦嗜卧——心阳不足，心气亏虚，鼓动无力
- 心胸闷痛——阳气虚弱，血行无力，血脉瘀阻
- 形寒肢冷，面色苍白——心阳不足，温养失职
- 舌淡或紫暗，脉细弱或沉迟——心阳不足，血运无力之象

——心阳不足，心气亏虚，鼓动无力

益气温阳：
- **君** 人参、黄芪、五味子、甘草——补益心气
- **臣** 肉桂、生姜—温通心阳
- **佐** 白术、陈皮、当归、大枣——理气健脾，养血
- **使** 甘草—调和诸药

《中医妇科学》补充方

清经散(《傅青主女科》)

歌诀： 清经白芍苓丹皮，地骨蒿柏与熟地；
清热凉血兼养阴，血多去苓地榆益。

趣记： 百灵鸟要熟蛋好骨气。

对照： 柏苓—药熟* 丹蒿骨—。

证治方解：

阳盛血热证：
- 经来先期，量多—邪热伏于冲任，迫血妄行
- 经色鲜红，或紫红而质稠黏—血为热灼
- 或心胸烦躁，面红—热邪扰心
- 口干，小便短赤，大便燥结—热灼津伤
- 舌红苔黄，脉数—热盛于里

（以上合为：邪热伏于冲任　迫血妄行）

清热凉血调经：
- **君** 丹皮、青蒿、黄柏—清热泻火
- **臣** 生地、地骨皮—清热凉血
- **佐**
  - 白芍—柔肝和阴
  - 茯苓—行水泻热

注： 熟地改生地，效更好。

两地汤(《傅青主女科》)

歌诀： 两地汤中地骨玄，冬芍阿胶生地添；
前期量多因虚火，经色红来质稠黏。

趣记： 璇妹叫二弟吃烧麦。

对照： 玄麦胶“二地”—芍麦。

证治方解：

阴虚内热——迫血妄行证：
- 月经先期—阴虚内热，热扰血海，迫血妄行
- 或量少色红而质黏稠—水亏火旺，血为热灼
- 或量多—虚热伤络，血为热迫
- 或两颧潮热—虚热上浮
- 手足心热，舌红苔少，脉细数｝阴虚内热之征

}阴虚内热，热扰血海，迫血下行

养阴清热调经：
- 君　生地—滋阴清热，凉血止血
- 臣
  - 地骨皮—泻肾火，清骨中之热
  - 玄参、麦冬—滋阴壮水以制火
- 佐
  - 阿胶—滋阴补血
  - 白芍—养血敛阴

注：“二地”指生地、地骨皮。

内补丸(《女科切要》)

歌诀： 内补桑蛸菟苁蓉，潼白二蒺紫菀茸；
桂附芪鹿温肾阳，阳虚带下此为功。

趣记： 鹿兔伤心两离，其子跪下服从。

对照： 鹿菟桑—“两藜”，芪紫桂—附苁。

证治方解：

阳虚内寒 带脉失约证：
- 白带清冷，质稀薄；量多，终日淋漓不断 —— 肾阳不足，带脉失约，任脉不固
- 腰酸如折—腰为肾之府，肾虚腰府失养
- 小腹冷感，小便频数清长 —— 肾阳虚衰，不温胞宫，气化失司
- 大便溏薄—脾失温煦
- 舌淡苔薄白，脉沉迟 —— 肾阳不足有寒之征

→ 阳虚内寒 带脉失约

温肾壮阳 益精固涩：
- 君
  - 鹿茸、肉苁蓉—温肾阳，生精髓，益血脉
  - 菟丝子—补肝肾，固任脉
- 臣
  - 黄芪—益气补脾
  - 肉桂、附子—温命门，补真火，暖脾土
- 佐
  - 潼蒺藜—温肾止腰痛
  - 白蒺藜—疏肝泄风
  - 紫菀茸—温肺益肾
  - 桑螵蛸—收涩固经止带

注：“两藜”指白蒺藜、潼蒺藜。

止带方(《世补斋·不谢方》)

歌诀：止带方中猪茯苓，栀柏车前赤茵承；
泽膝清热又利湿，湿热带下最相应。

趣记：玲玲嫂因蛋黄车前谢喜子。

对照：苓苓芍茵丹黄车前泻膝栀。

证治方解：

- 湿热下注带下（湿热蕴积于下，损伤任带二脉）
  - 带下量多，色白或黄白，质黏腻，有臭气——湿热蕴结于下，损伤任、带二脉，任脉不固，带脉失约
  - 胸闷口腻—湿热内阻，气机不利
  - 纳食较差—湿滞脾胃，运化无力
  - 或小腹作痛—湿热下注，腹气不通
  - 阴中瘙痒，小便短赤—湿热下注，伤及津液
  - 舌红，苔黄腻，脉数或滑数——湿热内蕴之征

- 清热利湿
  - 君　泽泻、猪苓、茯苓——直达膀胱、肾，利水渗湿，使湿热从小便而去
  - 臣　车前子、茵陈—清热利湿，助三药利水之力
  - 佐
    - 黄柏、栀子、丹皮—清热泻火解毒
    - 赤芍——清热凉血
    - 牛膝—引药下行

寿胎丸(《医学衷中参西录》)

歌诀： 寿胎丸中桑寄生，阿胶续断菟丝并；
妊娠胎动腰腹痛，保胎重在填肾精。

趣记： 阿婿寄兔子。

对照： 阿续寄菟子。

证治方解：

胎动不安：
- 妊娠初期，阴道少量出血，色淡暗——胞脉系于肾，肾虚则冲任不固，胎失所养
- 腰酸腹坠痛—腰为肾之府，胞宫居于腹中
- 伴有头晕耳鸣—肾虚，髓海不充，脑失所养
- 小便频数，夜尿多，甚至失禁——肾虚膀胱失约
- 或曾屡次堕胎—堕胎加重肾虚
- 舌淡苔白，脉沉滑尺弱——肾虚之征

——肾虚冲任不固，胎失所系

固肾安胎：
- 君　菟丝子——补肝肾，益精血，固下元，强腰脊，肾旺则能养胎
- 臣
  - 寄生—益肝肾，壮腰脊，以养胎
  - 续断—补益肝肾，止血安胎
- 佐　阿胶—滋阴补肾，养血止血

胎元饮(《景岳全书》)

歌诀: 胎元白芍草术功,陈归参地与杜仲;
补肾安胎益气血,神疲胎动色淡红。

趣记: 陈国老要求熟人当种白术。

对照: 陈国老药—熟人当仲白术。

证治方解:

妊娠胎动不安:
- 妊娠后阴道少量流血—气血不足,气虚不能载胎,血虚不能养胎
- 色淡红,质稀薄—气血虚弱
- 腰腹胀痛或坠胀—气虚而致气滞或气陷
- 伴神疲肢倦—脾胃气虚,形神失养
- 面色皖白—气血不能上荣于面
- 心悸气短—气血不足,心失所养
- 舌质淡,苔薄白,脉细滑—气血虚弱之征

→ 气血虚弱 胎气不固

补气养血 固肾安胎:
- 君
  - 人参、白术、甘草—健脾益气,以资气血生化之源
  - 杜仲—固肾安胎
- 臣佐
  - 陈皮—理气化滞,使益气养血药补而不滞
  - 当归—补血养肝;白芍—养血柔肝 → 滋补阴血
  - 熟地—补肾滋阴养血

白术散(《全生指迷方》)

歌诀：白术散中用四皮，姜陈苓腹五般奇；
妊娠水湿肢浮胀，子肿之病此可医。

趣记：橘凌江三皮富足。

对照：橘苓姜——腹术。

证治方解：

脾虚子肿（脾虚不运，水湿内停）：
- 妊娠面目、四肢浮肿，或遍及全身——脾虚水湿停聚泛溢肌肤
- 肤色淡黄或㿠白—气血虚弱，不能上荣
- 皮薄而光亮—水溢肌肤的水肿貌
- 胸闷气短—水湿内结胸中，气机升降失职
- 口淡无味，食欲不振——脾虚健运失司，运化乏力
- 大便溏薄—水湿流于肠间
- 舌质胖嫩，苔薄白或薄腻，边有齿痕，脉缓滑无力——脾虚中阳不振，水湿内停之征

健脾除湿，行水消肿：
- 君：生姜皮、橘皮——辛而能散，使水湿从肌肤毛窍而出
- 臣佐：
  - 大腹皮、茯苓皮——淡而能泄，使水湿之邪从小便而出，给邪出路
  - 白术—甘温益气，健脾燥湿使脾健则湿无由生，湿去则水肿自消

天仙藤散(《校注妇人良方》)

歌诀： 天仙藤散治子气，香附陈甘乌药继；
再入木瓜苏叶姜，足浮喘闷此方宜。

趣记： 香苏天仙吃老臣乌江木瓜。

对照： 香苏天仙一老陈乌姜木瓜。

证治方解：

气滞型子肿（气机郁滞，升降失司）
- 妊娠三四月脚肿，渐及于腿——气机阻滞，升降失司，气化不利
- 皮色不变—气机阻滞，而非水停
- 头晕胀痛—气机阻滞，清阳不升
- 喘闷食少—气滞不宜，横侮脾土
- 苔白腻，脉弦滑——气郁之象

理气行滞 疏表除湿
- 君　天仙藤、香附—理气行滞
- 臣
  - 陈皮、生姜—温中行气
  - 苏叶—宣上焦之气滞
  - 乌药—开下焦之郁滞
- 佐使
  - 木瓜—行气除湿，舒筋活络
  - 甘草—调和诸药

鲤鱼汤(《备急千金要方》)

歌诀： 鲤鱼汤是千金方，茯苓归芍术生姜；
渗湿养血兼安胎，子满因脾效最良。

趣记： 少妇子满，归珠江吃鲤鱼。

对照： 芍茯——，归术姜一鲤鱼。

证治方解：

子满：
- 妊娠中期，腹大异常 —— 脾虚湿盛，聚于胞中
- 胸膈满闷，呼吸迫促 —— 水湿内停，上迫心肺
- 神疲肢软—气血生化不足，形神失养
- 舌淡胖，苔白腻，脉沉滑无力 —— 脾虚脾阳不足之征

（以上）—— 脾虚湿盛　湿聚胞中

健脾渗湿　养血安胎：
- **君**　鲤鱼—下气利水消肿
- **臣**
  - 白术—健脾制湿
  - 茯苓—清肺和脾
  - 生姜—利湿行水
- **佐**
  - 当归—养肝血以营经；白芍—敛肝阴以安胎 —— 使水去而不伤胎
  - 鱼汁—使肝脾气化则湿运，气调则小便自快

清金降火汤(《古今医鉴》)

歌诀： 清金降火有“二陈”，枳桔石膏贝蒌仁；
杏前生姜共黄芩，止嗽化痰清肺金。

趣记： 高兴二陈姐，将被前人擒拿。

对照： 膏杏二陈桔，姜贝前仁芩一。

证治方解：

痰火犯肺之咳嗽：
- 妊娠咳嗽—素有痰湿，上犯于肺
- 咯痰不爽，痰液黄稠—痰热灼伤肺津
- 面红，口干—痰热内扰，津不上奉
- 舌红苔黄腻，脉滑数—痰热内盛之征

→ 痰火犯肺

清热化痰 止嗽安胎：
- 君 黄芩—清宣肺金之热，并能安胎
- 臣
  - 杏仁、贝母—清热润肺，止咳化痰
  - 瓜蒌仁、前胡、桔梗—清泄肺热，宣肺化痰
- 佐
  - 茯苓、半夏、生姜—健脾除湿化痰
  - 陈皮、枳壳—理气化痰，使气顺痰消
  - 石膏—清泄肺热
- 使 甘草—调和诸药，伍桔梗化痰利咽

注：“二陈”指二陈汤。

加味五淋散(《医宗金鉴》)

歌诀： 五淋栀苓归芍芩，车前滑石木通寻；
甘草再加生地泽，子淋涩痛热灼频。

趣记： 老嫂子走沼泽地，通滑、车前铃当勤响。

对照： 老芍栀——泽地，通滑、车前苓当芩一。

证治方解：

子淋：
- 妊娠期突感，小便频数而急——膀胱气化不利
- 尿黄赤，艰涩不利，灼热刺痛——湿热蕴结膀胱
- 面色垢黄—湿热薰蒸上泛
- 口干不多饮—湿热内结
- 胸闷食少—湿困脾胃，气机阻滞
- 舌质红，苔黄腻，脉滑数——湿热内盛之征

——湿与热搏 蕴结膀胱

清热利湿通淋：
- **君** 山栀、黄芩—清热泻火
- **臣** 滑石、木通—清热利水通淋；茯苓、车前、泽泻—利水渗湿通淋
- **佐** 生地、当归、白芍—滋阴养血，柔肝安胎，使祛邪而不伤正
- **使** 甘草—调和诸药，取其梢泻火止淋痛

生铁落饮(《医学心悟》)

歌诀： 生铁落饮橘二冬，钩丹玄翘朱胆供；

菖蒲二茯贝母远，狂躁皆因痰火盛。

趣记： 狗背玄驹看辰星远落，神灵倡促炼丹两冬。

对照： 钩贝玄橘—辰星远落，神苓菖—连丹两冬。

证治方解：

痰火上扰狂证（痰火壅积胸膈，上蒙清窍）
- 狂躁不安，头痛失眠——痰火内盛，扰及神明
- 面红目赤—上扰清窍
- 心胸烦闷—痰火结于胸中
- 舌红或绛，苔黄厚或腻，脉弦大滑数——痰火结聚之征

清热涤痰，宣窍安神
- 君 生铁落—重镇降逆
- 臣
  - 胆南星—清热化痰，治实痰实火
  - 贝母—清热化痰
  - 菖蒲、远志—交通心肾，开窍化痰，安神定志
- 佐
  - 辰砂—宣窍安神，助菖蒲远志之力
  - 橘红—理气，使气顺痰自消，又可化痰
  - 天冬、麦冬、玄参、连翘、钩藤——滋阴清热，祛痰火而不伤阴
  - 茯苓、茯神——祛痰湿安神
  - 丹参—清心凉血安神

当归饮子(《校注妇人良方》)

歌诀： 当归饮子用四物，荆防芪草蒺首乌；
养血疏风兼固表，风疹瘙痒血不足。

趣记： 首乌精骑四物，乘风抄蒺藜。

对照： 首乌荆芪“四物”，—风草蒺藜。

证治方解：

- 营血亏虚之风疹
  - 经行风疹频发——素体阴虚，经行时阴血愈虚，血虚生风
  - 瘙痒难忍—风胜则痒
  - 入夜尤甚—营血属阴，夜属阴
  - 面色不华—阴血不足，无以上荣
  - 肌肤枯燥—阴血不足，不能濡养肌肤
  - 舌淡红苔薄，脉虚数——营血亏虚之征
  - ——营血不足，血虚生风

- 养血疏风
  - 君 四物（当归、川芎、白芍、生地）——养血滋阴以治营血不足之本
  - 臣 荆芥、防风—疏风止痒
  - 佐
    - 首乌—补肝肾，益精血
    - 白蒺藜—疏泄肝风
    - 黄芪、甘草—益气固表，扶正祛邪

注：“四物”指四物汤。

顺经汤(《傅青主女科》)

歌诀：顺经归芍地沙参，丹苓荆芥八味寻；
凉血清热阴虚证，经期吐衄求肺肾。

趣记：龟叔少妇沙鲸蛋。

对照：归熟芍茯沙荆丹。

证治方解：

肺肾阴虚 —— 虚火上炎之吐衄：
- 经前或经期吐血、衄血 —— 肺肾阴虚，虚火上逆，灼伤血络
- 量少，色黯红—阴虚精血不足
- 平素头晕耳鸣—肾阴虚，髓海不足，清窍失养
- 手足心热，两颧潮红，潮热咳嗽 —— 阴虚内热
- 咽干口渴咳嗽—虚火灼肺伤津
- 月经每先期量少 —— 虚热扰及冲任，迫血妄行
- 舌红或绛，无苔，脉细数 —— 阴虚内热之象

—— 肺肾阴虚，虚火上炎，灼伤肺络

滋肾润肺 —— 引血下行：
- **君**　当归、白芍—养血调经
- **臣**
  - 沙参—养阴润肺清热
  - 熟地—滋肾养肝，滋养肺肾之阴
- **佐**
  - 丹皮—清热凉血
  - 茯苓—健脾宁心
- **使**　黑荆芥—引血归经

清肝引经汤(《中医妇科学》四版教材)

歌诀: 清肝引经芍地丹,归栀茜膝芩川楝;
茅草疏肝凉血热,经期吐衄脉数弦。

趣记: 老猫执勤要在当地牵牛炼丹。

对照: 老茅栀芩药—当地茜牛楝丹。

证治方解:

肝经郁火 经行吐衄:
- 经前或经期吐血、衄血—肝经郁火,气火上逆,灼伤血络
- 量较多,色鲜红—火热为患,迫血妄行
- 月经提前—热扰冲任
- 量少或不行—吐衄过多,经量相对减少,甚或不行
- 或两胁胀痛,心烦易怒—肝气郁结,肝郁化火,肝火内扰
- 口苦咽干—肝热及胆
- 头晕耳鸣—肝火上扰
- 尿黄便结—热邪灼伤阴津
- 舌红苔黄,脉弦数—肝热内盛之象

→ 肝经郁火 灼伤血络 迫血妄行

疏肝清热 降逆止血:
- 君 当归、白芍—养血柔肝,使血充则肝柔
- 臣
  - 生地、丹皮—清热凉血
  - 栀子、黄芩—清热降火除烦
- 佐
  - 茜草、白茅根—清热凉血止血,助生地、丹皮之力
  - 川楝子—疏肝理气,伍当归、白芍,使肝木条达
- 使
  - 牛膝—引血下行
  - 甘草—调和诸药

趁痛散(《校注妇人良方》)

歌诀： 趁痛当归薤白膝，生姜独桂草术芪；
养血散寒止疼痛，经时痹痛服之宜。

趣记： 老牛骑猪独挡龟蟹将。

对照： 老牛芪术独当桂薤姜。

证治方解：

经行身痛（寒凝血瘀，气血运行不畅）
- 经行腰膝关节疼痛
  - 寒邪凝滞经络，血滞不畅，
  - 不通则痛
- 得热痛减，遇寒疼甚—血得热则行，遇寒则凝
- 经行量少色黯，或有血块—血为寒凝，瘀血内停
- 苔薄白，脉沉紧—寒凝血瘀之象

散寒止痛　养血祛风
- 君
  - 黄芪、当归—益气养血，营运一身之气血
  - 白术、炙甘草—健脾益气，使气旺血行
- 臣　桂心、薤白—温阳活血，散寒止痛
- 佐
  - 独活—祛风寒湿邪，通经止痛
  - 牛膝—补益肝肾，强壮筋骨
  - 生姜—温胃散邪
- 使　炙甘草—益胃和中，调和诸药

固本止崩汤(《傅青主女科》)

歌诀: 固本止崩参术芪,黑姜当归共熟地;
脾虚不摄崩漏血,血山崩倒湿浸脾。

趣记: 珠江人当皇帝。

对照: 术姜人当黄地。

证治方解:

脾虚崩漏证 → 脾虚不摄 冲任不固

- 经血忽然暴下,或日久淋漓不止 — 脾虚不摄,冲任不固
- 血色淡而质薄—脾虚气血生化不足
- 气短神疲,面色㿠白 — 原本气血不足,加之月经暴下,淋漓日久
- 或面浮肢肿—脾虚水湿不运,溢于肌肤
- 手足不温—脾气虚日久,脾阳不足
- 或饮食不佳—脾虚运化无力
- 舌淡苔薄白,脉弱或沉弱—气血不足之征

补气摄血 养血调经

- 君 人参、黄芪、白术 — 健脾补气,“血已尽去,仅存一线之气”,故急补其气以生血
- 臣佐
  - 熟地—滋补阴血
  - 当归—补血和血调经
- 黑姜—引血归经,收敛止血,补中又有收敛之妙

清热固经汤(《简明中医妇科学》)

歌诀： 清热固经棕炭芩，焦栀三地藕龟寻；
牡蛎胶草清血热，淋漓血崩热盛因。

趣记： 欧姆三弟叫中国龟执勤。

对照： 藕牡"三地"胶棕国龟栀芩。

证治方解：

热扰冲任之崩漏：
- 经血崩下，或淋漓不净—热盛于内，迫血妄行
- 血色深红，质稠—血为热灼
- 烦热—热扰心神
- 或时有发热—热邪内蕴
- 口渴，小便黄或大便干结—热盛伤津
- 舌红苔黄或黄腻，脉洪数—邪热内盛之征

（以上）热伤冲任，迫血妄行

清热凉血，止血调经：
- 君　黄芩、栀子—清热除烦
- 臣
  - 生地、地骨皮—滋阴凉血清热
  - 地榆—凉血止血
- 佐
  - 龟版、牡蛎、棕榈炭—收涩止血
  - 阿胶—补血止血，滋阴润燥
  - 藕节—凉血止血消瘀，防血止留瘀
- 使　甘草—调和诸药

注："三地"指地榆、生地、地骨皮。

逐瘀止血汤(《傅青主女科》)

歌诀： 逐瘀止血归地丹，枳芍大黄桃龟版；
经间出血紫黑块，祛瘀止血养阴痓。

趣记： 乔丹当将军，龟弟嫂逃跑。

对照： 壳丹当将军，龟地芍桃一。

证治方解：

经间期出血
- 经间期出血，量少或多—瘀血阻滞，血海不宁
- 色紫黑或有血块—瘀血内阻胞络
- 少腹两侧胀痛—瘀血阻滞气机
- 或刺痛—瘀血疼痛特征
- 胸闷烦躁—气滞不畅
- 舌质有紫点，脉细弦—瘀血之征

→ 瘀阻胞络 → 阳气动而血动

行血祛瘀 活血止痛
- 君 生地、当归、赤芍—养血活血
- 臣 桃仁、大黄、丹皮—活血祛瘀

（君、臣）合用则祛瘀血生新血

- 佐
  - 枳壳：散结、活血之中，佐以行气之品，助逐瘀之力
  - 龟版—养阴止血

清热调血汤(《古今医鉴》)

歌诀： 清热调血芍香附，桃红归芎连莪术；

清热化瘀调气血，生地丹皮并元胡。

趣记： 恶猪胡说，桃红四物脸蛋香。

对照： 莪术胡索，桃红四物连丹香。

证治方解：

湿热蕴结型痛经：
- 平时少腹时痛，经前小腹疼痛拒按——平素湿热内蕴，冲任受损
- 经来疼痛加剧，有灼热感，或伴腰骶疼痛——经来湿热与血相搏，经脉阻滞，经血不畅
- 低热起伏—湿热缠绵
- 经色黯红，质稠有块—湿热内结，血行不畅
- 带下黄稠，小便短黄—湿热下注
- 舌红苔黄腻，脉弦数—湿热内停

——湿热内扰冲任，与经水相搏

清热除湿，化瘀止痛：
- 君　黄连—苦寒，清热解毒燥湿，治湿热之本
- 臣
  - 生地—清热凉血，助黄连之力
  - 丹皮—清热凉血化瘀，防寒凉太过而致瘀血
  - 当归、白芍—养血和血调经
- 佐
  - 川芎、桃仁、红花、莪术—活血祛瘀
  - 香附、延胡索—调气止痛

《中医儿科学》补充方

人参五味子汤(《幼幼集成》)

歌诀：人参五味煎汤茯，脾肺气虚咳不住；
麦冬白术姜枣草，健脾益气诸症除。

趣记：国老将找白玲卖五人。

对照：国老姜枣白苓麦五人。

证治方解：

脾肺气虚之咳嗽——脾肺气虚，肺失清肃
- 咳嗽反复不已，痰白清稀，以清晨为主——肺气不足，肺失清肃，脾虚聚湿成痰
- 面色苍白，自汗畏寒—肺虚腠理不固
- 气短懒言，语声低微—肺主一身之气，肺脾气虚
- 纳谷不香—脾胃气虚，健运失司
- 舌淡嫩，边有齿痕，脉微细——脾肺气虚之征象

健脾益气
- 君　人参、白术、茯苓、甘草—补气健脾
- 臣　麦冬—润肺止咳
- 佐
  - 五味子—敛肺止咳
  - 生姜、大枣—调和营卫
- 使　甘草—兼调和诸药

三黄石膏汤

歌诀： 三黄石膏柏连芩，热毒壅肺急煎斟；
咳嗽剧烈鼻翼煽，泻肺清热攻法寻。

趣记： 黄山高。

对照： “黄三”膏。

证治方解：

热毒壅肺证：
- 高热炽盛—热毒壅盛于内
- 咳嗽剧烈—热毒闭肺灼金
- 气急鼻煽—肺开窍于鼻，肺热气逆
- 涕泪俱无，鼻孔干燥如烟煤—肺为热迫，津不上奉
- 面赤唇红，烦躁口渴，溲赤便秘—热毒内盛，伤及津液，扰及心神，肺与大肠相表里，热毒下迫大肠
- 舌红而干，苔黄腻，脉浮数滑大—毒热内闭之征

（以上：毒热内闭于肺）

清泻热肺解清毒热：
- 君　石膏—大寒入肺，清泻肺火，除烦止渴
- 臣佐
  - 黄连—清泻心火
  - 黄芩—清泻上焦之火
  - 黄柏—清泻下焦之火

注：“黄三”指黄芩、黄连、黄柏。

参附龙牡救逆汤(验方)

歌诀： 参附龙牡救逆汤，白芍炙草合成方；
心阳虚衰肢厥冷，回阳救逆效速良。

趣记： 参附龙牡救逆，少吵！

对照： 参附龙牡救逆，芍草！

证治方解：

心阳虚衰证——心阳衰微欲脱
- 突然面色苍白—心阳不足，不能敷布全身
- 口唇肢端青紫，发绀，呼吸困难加重——心阳虚，心血运行不畅，血液瘀滞，肺气痹阻
- 额汗不温、四肢厥冷——心阳虚，不能温煦四末
- 烦躁不宁—阳气浮越
- 右胁下肝脏肿大—血运不畅，肝主藏血，血郁于肝
- 舌淡紫，苔薄白，脉微弱急速——心阳衰微欲脱之征

温补心阳 救逆固脱
- 君 人参—大补元气
- 臣 附子—温壮肾阳，回阳救逆
- 佐
  - 龙骨、牡蛎—潜阳敛汗
  - 白芍、甘草—和营护阴

人参乌梅汤(《温病条辨》)

歌诀： 人参乌梅淮山药，木瓜莲肉炙甘草；
气阴两伤因泻迫，酸甘并用补中焦。

趣记： 申梅要炒瓜肉。

对照： 参梅药草瓜肉。

证治方解：

久泻耗气伤阴证：
- 泻下无度，神萎不振，四肢乏力，眼眶囟门凹陷——暴泻或泻下日久，耗气伤阴，肌肤失养
- 甚则腹凹如舟，皮肤干燥，消瘦——津亏气虚，失于濡养
- 心烦不安—气阴不足，心失所养
- 啼哭无泪，口渴引饮—津液不足，无以上奉
- 小便短赤，甚则无尿——气虚则气化无力，阴津不足则尿少
- 舌红少苔或无苔，脉细数——气阴两伤之象

（以上）——暴泻久泻，气阴两伤

益气养阴：
- **君** 人参—大补脾肺之气，脾为气血生化之源，肺主一身之气，故用人参大补元气
- **臣** 山药、莲子肉—助人参健脾益气，兼能止泻
- **佐** 木瓜—理脾利湿止泻；乌梅—味酸收敛止泻
- **使** 甘草—调和诸药，与乌梅伍用，酸甘化阴

资生健脾丸(《缪仲淳方》)

歌诀： 资生健脾疳积佳，参苓白术散无砂；
三仙枳实壳黄连，蔻泽藿香效堪夸。

趣记： 子时，森林白住去仨人，跷黄谢三仙扣货。

对照： 枳实，参苓白术去砂仁，壳黄泻“三仙”蔻藿。

证治方解：

脾虚胃火之疳积：
- 形体消瘦，食欲不振—脾虚不运，失于濡养
- 面色萎黄少华，毛发稀疏—气血化源不足，无以上荣
- 或能食善饥—胃火内伏
- 精神欠佳—气血虚弱，神失所养
- 易发脾气—肝血不足，肝失疏泄
- 大便或溏或秘—脾虚清阳不升则溏，胃火内盛则秘
- 舌淡，苔薄白或微黄，脉细—脾虚兼胃火盛之征

（以上合为：脾虚不运，胃火内伏）

和脾健运：
- 君　人参、白术—益气健脾燥湿
- 臣　山药、莲子肉—助人参、白术健脾益气，兼能止泻
- 佐
  - 茯苓、扁豆、薏苡仁、泽泻—健脾利水渗湿
  - 藿香、枳壳、枳实—醒脾和胃，理气化滞，止泻
  - 三仙—消食化积
  - 黄连—清泄胃内伏火
  - 白蔻仁—性温，防黄连苦寒伤胃，配藿香治食欲不振
  - 桔梗—宣利肺气，取参苓白术散之意
- 使　炙甘草—调和诸药

注：“三仙”指山楂、神曲、麦芽。

调脾散(验方)

歌诀：调脾散疗厌食因，脾胃失和是主因；
内金苍楂及佩陈，运脾和胃效力神。

趣记：陈兰住山内。

对照：陈兰术山内。

证治方解：

脾胃失和证
- 食欲不振，甚则厌恶进食，食少而无味——脾虚，健运失司，胃失和降
- 多食或强迫进食，可见脘腹饱胀——饮食停滞，气机阻滞
- 形体略瘦，面色欠华—脾虚失运，气血生化不足
- 精神良好—病程较短，病情较轻
- 苔薄白或腻—脾虚有湿之征

——脾虚失运　胃失和降

健脾和胃
- 君　山楂、鸡内金—消食和胃
- 臣佐
  - 苍术—健脾燥湿
  - 佩兰—化湿助运
  - 陈皮—理气助运和胃

养胃增液汤(验方)

歌诀： 养胃增液汤石斛，乌梅沙参配玉竹；
白芍甘草共成剂，胃阴不足可煎服。

趣记： 于白石屋炒沙参。

对照： 玉白石乌草沙参。

证治方解：

胃阴虚证：
- 不欲进食，食少——素体阴虚，热病伤阴，胃阴不足
- 口舌干燥，多饮—阴虚内热，胃火偏亢
- 面色欠华，皮肤失润—阴液不足，失于濡养
- 大便偏干，小便黄赤—阴津不足
- 舌红少津，苔少或花剥，脉细数——阴虚之象

——胃阴不足

滋阴养胃：
- 君　沙参—滋养胃阴，退虚热而生津
- 臣　石斛、玉竹—助沙参滋养胃阴，益阴润燥
- 佐
  - 白芍—滋阴养血柔肝
  - 乌梅、甘草——酸甘化阴而生津

清热泻脾散(《医宗金鉴》)

歌诀： 清热泻脾散黄连，膏芩栀草赤苓添；
生地清热兼凉血，口腔白屑服之蠲。

趣记： 国老告知，生擒黄玲！

对照： 国老膏栀，生芩黄苓！

证治方解：

心脾积热之鹅口疮：
- 口腔布满白屑，周围焮红较甚——积热内蕴，或受邪毒外侵，内外合邪，薰蒸口舌
- 面赤唇红——积热内盛，循经上泛
- 烦躁多啼——积热邪毒，内扰心神
- 口干或渴，大便干结，小便黄赤——热毒伤阴
- 舌红，苔薄白，脉滑或指纹青紫——心脾积热之征

→ 心脾积热，薰蒸口舌

清心泻脾：
- 君　石膏、黄芩——散脾经郁热
- 臣　黄连、山栀——清心泻热除烦
- 佐
  - 生地——清热凉血滋阴
  - 赤茯苓——清热利水，使热从小便而出
- 使　甘草——调和诸药

琥珀抱龙丸(《活幼心书》)

歌诀: 琥珀抱龙胆星檀,参苓朱壳枳实添;
金箔山药竺黄草,肝风气乱惊风痊。

趣记: 伏天,金人要猪、虎胆炒枳实、枳壳,香。

对照: 茯天,金人药朱、琥胆草枳实、枳壳,香。

证治方解:

惊风
- 暴受惊恐后、突然抽筋——肝主筋,小儿肝常有余;肝风内动
- 神志不清,惊跳惊叫—惊则伤神,恐则伤志
- 四肢厥冷—受惊后,阴阳不相顺接
- 苔薄白,脉乱不齐—惊则气乱

——暴受惊恐

镇惊安神熄风化痰
- 君 琥珀、朱砂、金箔—镇惊开窍安神
- 臣
  - 天竺黄—清热豁痰,开窍醒神
  - 胆南星—助天竺黄清热豁痰
- 佐
  - 茯苓—健脾利湿,安神
  - 檀香—理气宽胸
  - 人参、山药—健脾益气,固肾以扶助正气
  - 枳实、枳壳—宽胸利气,使气机通畅
- 使 甘草—调和诸药

缓肝理脾汤(《医宗金鉴》)

歌诀： 缓肝理脾用四君，桂芍扁药枣姜陈；
慢惊脾虚久泻证，土虚木亢是主因。

趣记： 四君子将找贵嫂要豆皮。

对照： 四君子姜枣桂芍药豆皮。

证治方解：

土虚木亢之慢惊风：
- 形神疲惫，面色萎黄—久泄伤脾，脾阳不振
- 大便清稀水样，或带绿色—脾虚湿浊下注
- 四肢不温—脾阳虚，失于温煦
- 阵阵抽搐，嗜睡露睛—土虚木旺化风
- 舌淡，苔白腻，脉沉弱—脾阳不足之征象

→ 土虚木乘 肝旺化风

温运脾阳 扶土抑木：
- 君　人参、白术、茯苓、甘草—补脾益胃，白术、茯苓又可祛湿止泻
- 臣
  - 山药—助四君子汤健脾益气，亦能止泻
  - 扁豆—助以上诸药，健脾渗湿
- 佐
  - 陈皮—理气化滞
  - 桂枝—温经通阳
  - 白芍—养肝血以助肝用，平肝熄风
  - 煨姜—温胃和中
  - 大枣、甘草—益气健脾
- 使　甘草—调和诸药

可保立苏汤(《医林改错》)

歌诀： 可保立苏参术芪，归芍补骨山茱萸；
枸杞酸枣核桃草，气血虚之慢惊宜。

趣记： 猪狗鱼找核桃，归齐后，炒白芍，补身。

对照： 术枸萸枣核桃，归芪一，草白芍，补参。

证治方解：

气血两虚之慢惊：
- 肢体困惫，精神软弱—气血不足，失于濡养
- 身热起伏—气血不足，阴虚内热
- 语声低怯—肺气虚
- 面黄—血虚不荣
- 手足搐搦或阵发颤动—血不养筋
- 舌淡嫩，苔少，脉沉细—气血亏虚之征

（以上：气血亏虚，血不养筋）

益气养血：
- **君** 党参、黄芪、白术—益气健脾，以资气血生化之源
- **臣** 当归、白芍—滋阴养血，柔肝舒筋
- **佐**
  - 补骨脂—补肾阴，暖脾胃，止泄泻
  - 枸杞子、山茱萸—滋补肝肾
  - 酸枣仁—补养心肝之血，安神定志
  - 核桃—益精髓，补气血
- **使** 甘草—益脾和中，调和诸药

镇惊丸(《证治准绳》)

歌诀: 镇惊丸中犀珍珠,钩藤朱砂胆星茯;
三黄菖蒲加远志,麦冬枣仁甘草入。

趣记: "三黄""二朱"远赴西南找人卖藤草铺。

对照: "三黄""二朱"远茯犀南枣仁麦藤草蒲。

证治方解:

惊痫
- 发作时吐舌—舌为心之苗,心经热盛
- 惊叫、急啼,面色时红时白,惊惕不安—心主神志,其华在面,突受惊恐,心神愦乱
- 如人将捕之状—惊惕之状态
- 苔薄白,脉弦滑—惊恐之征

→ 突遭惊吓 心神愦乱

镇惊安神
- 君
  - 犀角—清心凉血解毒
  - 牛黄—清心解毒,定惊安神
- 臣
  - 珍珠、朱砂—质重性惊,重镇安神
  - 胆南星、天竺黄—清热涤痰,镇惊
- 佐
  - 黄连—助上药清热泻火解毒
  - 菖蒲、远志、茯神、枣仁—芳香开窍,宁心安神
  - 钩藤—清心热,熄肝风,定惊痫,止抽搐
  - 麦冬—养阴清心
- 使 甘草—调和诸药。

注:"三黄"指天竺黄、牛黄、黄连。"二朱"指朱砂、珍珠。

河车八味丸(《幼幼集成》)

歌诀: 河车八味补肾气,去萸加枣鹿麦味;
癫痫屡发年长久,补脾益肾最相宜。

趣记: 河车八味,肾气无萸,枣鹿麦味。

对照: 河车八味,“肾气无萸”,枣鹿麦味。

证治方解:

脾肾两虚之癫痫(脾肾两虚):
- 时有眩晕,智力迟钝—肾主骨生髓,肾虚脑髓失养
- 腰膝酸软—腰为肾府,肾虚则见
- 神疲乏力、少食懒言—脾虚运化无力,气血无源,精神肢体失于濡养
- 四肢不温—脾阳虚,失于温煦
- 睡眠不宁—气血化生无源,神失所养
- 大便稀溏—脾虚健运失司
- 舌淡红,苔白,脉沉细无力—脾肾两虚之征

补益脾肾:
- 君 紫河车—培补肾元,大补气血
- 臣 肉桂、附片、鹿茸—温补肾阳
- 佐
  - 地黄、山药—滋补脾肾,益精髓
  - 茯苓、泽泻—健脾利湿
  - 麦冬、五味子、丹皮—清热养阴生津
  - 大枣—健脾益气

注:“肾气无萸”即肾气丸去山茱萸。

孔圣枕中丹(《千金要方》)

歌诀： 枕中丹是千金方，龟版龙骨远志菖；
心肾两调水火济，法在育阴潜浮阳。

趣记： 孔圣枕中，远捕龟骨。

对照： 孔圣枕中，远蒲龟骨。

证治方解：

心肾两虚——多动证：
- 记忆力欠佳，注意力不集中——肾主骨生髓，肾虚脑髓失养
- 多动不安，自控能力差—心阴不足，心火亢盛
- 遗尿—肾虚失固
- 多梦—心之阴血不足
- 腰酸乏力—腰为肾之府，肾虚腰府失养
- 面色黧黑—肾虚肾色外泛
- 苔薄，脉细软—心肾不足之征

——心肾两虚，脑髓失养

补益心肾：
- 君　石菖蒲—交通心肾，益智开窍
- 臣　龙骨—重镇安神
- 佐
  - 龟版—育阴潜阳，以降虚火
  - 远志—宁心安神

益脾镇惊散(《医宗金鉴》)

歌诀： 益脾镇惊灯心煎，朱砂钩藤四君全；
脾虚肝旺佝偻病，培土抑木力能堪。

趣记： 益脾镇惊散，四君杀藤草。

对照： 益脾镇惊散，四君砂藤草。

证治方解：

脾虚肝旺证——脾虚肝木亢盛
- 头部多汗—脾虚气弱
- 面色少华，纳呆食少，发稀枕秃，坐立、行走无力—脾虚失运，气血不足
- 夜啼不宁，易惊多惕—血不养肝，肝木旺盛
- 甚至抽搐—肝主筋，血不养筋
- 囟门迟闭，齿生较晚—脾肾两虚
- 舌淡，苔薄，脉细弦—脾虚肝旺之征

健脾平肝
- **君** 人参—补益元气，健脾养胃
- **臣** 白术、茯苓—健脾祛湿助运
- **佐**
  - 钩藤—平肝熄风
  - 朱砂—镇惊安神
  - 灯心草—清心热，降心火
- **使** 甘草—调和诸药

集成沆瀣丹(《幼幼集成》)

歌诀: 集成沆瀣芩柏黄,黑丑薄翘赤芍榔;
川芎枳壳行气血,清热通络效力强。

趣记:“三黄”和黑嫂子撬冰川。

对照:“三黄”荷黑芍枳翘槟川。

证治方解:

热毒壅滞之解颅:
- 头颅逐渐增大,颅缝开解——热毒阻塞脑络,水饮停聚,积而久之
- 头皮光急,青筋暴露——热毒壅滞,气血瘀滞不通
- 囟门高突—颅缝开解,热毒内壅
- 发热、急促、面赤、唇红—里热炽盛
- 大便干,小便短赤—热盛伤津
- 舌红,苔黄—热毒内盛之征

——热毒灼伤脑络,壅结脑腑

清热通络:
- 君:
  - 黄芩—清上焦热毒
  - 黄柏—清下焦热毒
  - 大黄—泻热通便
  - ——导三焦热毒从大便排出
- 臣:槟榔、枳壳——利气化痰,气机调畅,则停蓄之水饮自消
- 佐:
  - 黑丑—行气利水
  - 薄荷—辛凉,疏散热结
  - 连翘—清热解毒
  - 赤芍、川芎—行气和血调营

注:“三黄”指大黄、黄芩、黄柏。

调元散(《活幼心书》)

歌诀：调元散中用八珍，山药芪菖与茯神；
语迟发迟肌弛软，心脾两亏是主因。

趣记：调元用“八珍”，黄山石真神。

对照：调元用“八珍”，黄山石一神。

证治方解：

心脾两亏之五迟五软：
- 语言迟钝，智力低下——心主神明，语为心声，心气虚弱，神失所养
- 四肢痿软，口角流涎，咀嚼吮吸无力，肌肉松弛——脾主肌肉，其华在唇，脾虚精华摄取不足
- 纳食欠佳—脾虚运化无力
- 舌淡红，苔少，脉细—心脾两虚，气血不足

——心脾两亏，气血不足

健脾养心：
- **君** 四君子汤(人参、白术、茯苓、甘草)——益气健脾，助气血生化之源
- **臣**
  - 黄芪—大补脾胃之气，使气旺血行，通经络起废痿
  - 山药—补益脾胃，强肾固精
- **佐**
  - 茯神、石菖蒲—养心益智
  - 四物汤(川芎、当归、熟地、白芍)—滋阴养血
- **使** 甘草—调和诸药

注：“八珍”指八珍汤。

沈氏闷泉丸(《杂病源流犀烛》)

歌诀：沈氏闷泉益智仁，苓术栀蔹白芍存；
遗尿皆因肝郁热，清补并用法堪遵。

趣记：“三白”服义子。

对照：“三白”茯益子。

证治方解：

肝经郁热 下迫膀胱证（肝经郁热，热迫膀胱）
- 睡中遗尿—肝经郁热，热迫膀胱
- 尿量不多，气味腥臊，尿色较黄—热蕴膀胱，灼烁津液
- 平时心情急躁—肝郁化火
- 或夜间梦语龂齿—肝火内扰心神
- 唇红，舌红，苔黄，脉细数—肝气郁结，肝火旺之征

清热疏肝 固涩小便
- 君 山栀—清肝泻火除烦
- 臣 白芍—养阴柔肝疏肝，补肝体而助肝用
- 佐
  - 白术、茯苓—益气健脾燥湿，气旺血生使肝有所养
  - 白蔹、益智仁—温补脾肾，缩小便

注：“三白”指白术、白蔹、白芍。

桃仁汤(《备急千金要方》)

歌诀： 桃仁汤内用硝黄，虻虫水蛭桂心良；
祛瘀养血当归草，紫癜反复急煎尝。

趣记： 水桃归心忙“调胃”。

对照： 水桃归心虻“调胃”。

证治方解：

气滞血瘀之紫癜：
- 出血反复不止，病程缠绵，皮肤紫癜色暗——出血日久，离经之血凝结瘀滞
- 腹痛剧烈—瘀阻肠络，不通则痛
- 舌黯红或紫或边有紫斑，苔薄白，脉涩——气滞血瘀之征象

——出血日久，气血瘀滞

理气化瘀，活血止血：
- **君** 桃仁—活血祛瘀
- **臣** 水蛭、虻虫—破血逐瘀
- **佐**
  - 当归—活血养血，使瘀血祛而新血生
  - 大黄、芒硝—攻下瘀积，使留瘀败血从大便而出
  - 桂心—温阳散寒，血得温则行
- **使** 甘草—调和诸药

注：“调胃”指调胃承气汤。

温下清上汤(验方)

歌诀: 温下清上附磁连,补骨覆盆菟丝全;
蛤莲花粉生津液,桑螵磁石缩小便。

趣记: 皇"四子"须食桑花蛤粉。

对照: 黄"四子"须石桑花蛤粉。

证治方解:

夏季热:
- 夏季发热日久不退,朝盛暮衰 } 暑热亢盛,日久伤阴
- 口渴多饮—暑热伤津
- 尿多清长,甚则频数无度 } 暑热伤气,气不化水
- 无汗或少汗—暑气为患,耗伤阴液
- 虚烦不安—阴亏液耗,心火偏亢
- 倦怠思睡,面色苍白,下肢欠温,大便溏薄 } 疾病后期,素体虚弱,命门火衰不能温养脾土,脾虚则见
- 舌淡,苔薄,脉沉细 } 气阴两虚,命门火衰之征

} 暑热耗气伤津　命门火衰

温下清上:
- 君　附子—大辛大热,温壮肾阳
- 臣
  - 补骨脂、菟丝子、覆盆子 { 补肝肾,固下元,缩小便,助附子之功
  - 黄连—清心泻火
- 佐
  - 磁石—补肾潜阳
  - 桑螵蛸、白莲须—温肾固涩
  - 蛤粉、天花粉—清热生津,止渴

注:"四子"指附子、补骨脂、覆盆子、菟丝子。

宣毒发表汤(《医宗金鉴》)

歌诀：宣毒发表防风功，荆薄翘前与木通；
枳蒡芫桔草竹叶，升麻葛根疹无踪。

趣记：葛妈防金牛跑胡通，连炒圆叶桔子。

对照：葛麻防荆牛薄胡通，连草芫叶桔枳。

证治方解：

麻疹初起——麻毒外袭肺失宣降
- 起病较急，发热咳嗽，流涕喷嚏——麻毒外袭，首先犯肺，肺气不宣
- 眼睑红赤，泪水汪汪—热毒熏蒸目窍
- 或微恶寒—麻毒外袭，卫阳被郁
- 小便短赤，大便稀溏—麻为阳毒
- 起病2～3天，在颊黏膜近臼齿处见微小灰白色麻疹黏膜斑——麻毒上蒸(麻毒由口鼻而入)
- 苔薄白或微黄，脉浮数——热毒外袭之征

辛凉透表 清宣肺卫
- 君
  - 升麻—解肌透疹
  - 葛根、芫荽—解肌发表，生津除热
- 臣 荆芥、防风、薄荷——疏风透表，助升麻、葛根透疹外出
- 佐
  - 连翘—清热解毒
  - 前胡、桔梗、牛蒡子、生甘草—宣肺利咽
  - 木通、竹叶—清热利水
  - 枳壳—行气化滞

清解透表汤(验方)

歌诀: 清解透表西河柳，银翘草蜕蒡桑求；

升麻葛根紫草菊，疹毒外透病自瘳。

趣记: 西河紫菊银花退，牛吃连翘生草根。

对照: 西河紫菊银花蜕，牛一连翘升草根。

证治方解:

疹毒内陷麻疹已出
- 发热不退—麻毒内传，肺胃热盛
- 咳嗽加剧—肺失宣降
- 疹点先见于耳后、发际，最后手足心与鼻准部见疹 } 麻疹透发
- 疹点初起细小而稀，渐次加密 } 麻毒外透之顺证
- 疹色先红后暗红，触之稍觉碍手 } 麻毒逐入营分
- 烦躁，嗜睡，口渴，小便黄赤—热毒内传
- 或大便稀软—肺移热于大肠
- 舌红苔黄，脉洪数—热毒内盛

} 麻毒内传 疹点现形于外

清热解毒 佐以透发
- 君　银花、连翘—清热解毒，寒凉透表
- 臣　桑叶、菊花—疏散上焦、肺络之热毒
- 佐
  - 升麻、葛根、西河柳、蝉蜕、牛蒡子 } 解肌发表透疹
  - 紫草根—清热凉血
- 佐使　甘草—清热解毒，调和诸药

清咽下痰汤(验方)

歌诀： 清咽下痰马兜铃，贝母瓜荆蒡桔承；
玄参甘草射干入，麻毒攻喉效相应。

趣记： 母马兜子干净，草蒌皆深。

对照： 母马兜子干荆，草蒌桔参。

证治方解：

麻毒攻喉：
- 身热不退—热毒内郁
- 咽喉肿痛，咳声重浊，状如犬吠，喉间痰鸣—肺胃热毒，循经上攻咽喉
- 甚则吸气困难，胸高胁陷—毒聚咽喉，气道受阻
- 面色发紫—气机阻滞，血行不畅
- 烦躁不安—热毒内扰心神
- 舌红，苔黄腻，脉滑数—热毒内盛之征

（以上）麻毒内郁，循经上攻咽喉

清热解毒，消肿利咽：
- **君** 射干、牛蒡子—清热解毒，消痰散结
- **臣** 桔梗、甘草—清热化痰，利咽
- **佐**
  - 瓜蒌、贝母—清热润肺，化痰止咳
  - 玄参—滋阴清热，降虚火
  - 荆芥—疏邪透疹
  - 马兜铃—清肺降气止咳

透疹凉解汤(验方)

歌诀： 透疹凉解红花良，蝉蜕蒡翘薄菊桑；
紫花地丁赤芍连，邪毒内盛风痧恙。

趣记： 荷叶嫂子蝉联三化连连长。

对照： 荷叶芍子蝉连“三花”连——。

证治方解：

邪毒内盛——风痧证：
- 壮热口渴，烦躁不宁——邪热炽盛，内传入里，燔于气分
- 疹色鲜红或紫暗，疹点较密——风热时邪，内盛营分、血分
- 小便短赤，大便秘结—热毒炽盛于里
- 舌红，苔黄糙，脉洪数—里热盛之征

——邪毒内传，迫伤营分血分

清热解毒：
- 君　桑叶、菊花—疏散上焦风热
- 臣　薄荷、牛蒡子、蝉蜕——辛凉，助上药透表清热，使内传之邪毒宣散透发
- 佐
  - 连翘、黄连、紫花地丁—清热解毒
  - 赤芍、红花—凉营活血养血

注：“三花”指菊花、红花、紫花地丁。

解肌透痧汤(《丁氏医案》)

歌诀： 解肌透痧蒡僵蚕，荆豉蝉射浮萍前；
竹茹葛草勃桔翘，咽肿丹痧病可痊。

趣记： 金二禅射牛马，吃竹根，连瓶炒糊。

对照： 荆“二蝉”射牛马，豉竹根，连萍草胡。

证治方解：

丹痧初起——痧毒入侵肺胃：

- 发热骤起，头痛恶寒，灼热无汗——外感痧毒，初起在表
- 或伴呕吐——痧毒疫疠入侵于胃
- 咽部红肿疼痛，影响吞咽，或乳蛾红肿，上有白腐，上颚有粟粒样红疹——痧毒内侵肺胃，咽喉为肺胃之门户，邪毒循经上攻
- 皮肤潮红，丹痧隐隐——痧毒内迫血络，外泄肌表
- 舌红，苔薄白或黄，脉浮数有力——痧毒内传，邪热内盛

辛凉宣透　清热利咽

- 君
  - 荆芥
    - 解表透疹止痒，善治皮里膜外，祛血中之风
  - 蝉蜕—发散风热，透发麻疹
- 臣
  - 浮萍—疏散风热，透疹外出
  - 豆豉、葛根—疏风解肌透表
- 佐
  - 射干、马勃、牛蒡子、桔梗、甘草—清热解毒，消肿利咽
  - 连翘、僵蚕—清热解毒，消痰散结
  - 竹茹—清热止呕
  - 前胡—疏散外邪，降气化痰
- 使　甘草—调和诸药

注："二蝉"指蝉蜕、僵蚕。

凉营清气汤(《喉痧证治概要》)

歌诀: 凉营清气犀角尖,石斛生地芦竹鲜;
石膏连栀芍丹皮,茅薄草翘金汁玄。

趣记: 二石二叶二生二根尖,黄山金玄炼赤丹。

对照: 二石二叶二生二根尖,黄山金玄连赤丹。

证治方解:

丹毒入营证
- 壮热不解,面赤,口渴—丹痧邪毒,犹在气分
- 咽喉肿痛,伴糜烂白腐—丹毒欲从外泄
- 皮疹密布,色红如丹,甚则色紫如斑点,疹由颈胸开始,压之退色—毒热化火,内迫营血,血溢肌肤
- 见疹后1～2天,舌红起刺,苔黄糙—初起时,邪热在气
- 3～4天后舌光红起刺,苔剥脱,状如杨梅—阴液初耗
- 脉数有力—邪毒内盛之象

—丹毒入于气营,迫血伤津

清气凉营,泻火解毒
- 君:犀角地黄汤(犀角、赤芍、丹皮)—清营凉血,泻火解毒
- 臣:生石膏、黄连、山栀—清解气分之热邪
- 佐:
  - 鲜生地、鲜石斛、鲜芦根、鲜竹叶、玄参—清热生津滋阴
  - 薄荷叶—散表透邪,疏散风热
  - 茅根—清热凉血止血
  - 连翘—清热解毒
- 使:甘草—调和诸药

大连翘汤(《婴童百问》)

歌诀： 大连翘汤栀芩柴，荆防赤芍瞿通偕；
紫草归滑蝉蜕草，斑丘疮痂力能排。

趣记： 黄山巨风当止，适才通车，残草连翘穗少。

对照： 黄山瞿风当紫，石柴通车，蝉草连翘穗芍。

证治方解：

水痘初起
- 发热轻微，鼻塞流涕，咳嗽，喷嚏——外感时行邪毒，伤于肺卫
- 起病后1～2天出疹，此起彼落，斑丘疹、疱疹、痂盖可同时并见——肺主皮毛，脾主肌肉，正气透邪于肌表
- 疹色红润，疱浆清亮，分布稀疏，以躯干为多——时疫热毒，夹有湿邪
- 苔薄白，脉浮数—热毒内盛之征

——时邪夹湿，伤于肺卫，郁于肌表

疏风清热 利湿解毒
- 君　黄芩、山栀、连翘—清热泻火解毒
- 臣　荆芥、防风、柴胡—疏风解表，透邪外出
- 佐
  - 瞿麦、木通、滑石、车前—清热化湿利水
  - 当归、赤芍、紫草—凉血活血
  - 蝉蜕—祛风止痒
- 使　甘草—调和诸药

清胃解毒汤(验方)

歌诀： 清胃解毒升麻连，生地丹皮膏芩掺；
热毒壅盛水痘重，根盘红晕疱浆痊。

趣记： 黄连生擒高麻皮。

对照： 黄连生芩膏麻皮。

证治方解：

热毒壅盛之水痘：
- 壮热不退，烦躁不安，口渴欲饮，面红目赤——热毒内盛，伤及津液，上蒸于面，扰及心神
- 水痘分布较密，根盘红晕显著，疹色紫暗，疱浆浑浊——邪毒内传气营，与内湿相搏，透发于外
- 大便干结，小便黄赤——邪热内盛，伤及津液
- 舌红或绛，苔黄糙而干，脉洪数——热毒壅盛，津液不足

（以上总归：热毒内盛 与湿相搏 透发于外）

清热凉营 解毒渗湿：
- 君 升麻—清热解肌透疹
- 臣 石膏—辛甘大寒，清泄气热，解肌生津
- 佐
  - 黄连、黄芩—清热泻火解毒，助石膏之力
  - 生地—滋阴清热凉血
  - 丹皮—清热凉血，活血散瘀

柴胡葛根汤(《外科正宗》)

歌诀： 柴胡葛根天花粉，芩翘桔蒡甘草临；

升麻石膏散热邪，温毒在表力能任。

趣记： 黄牛才食生草根，接连天花粉。

对照： 黄牛柴石升草根，桔连——天花粉。

证治方解：

- 痄腮初起 温毒在表（温毒初起 凝滞腮部）
  - 轻微恶寒发热—温毒在表，邪在太阳
  - 1～2天后一侧腮部肿胀，疼痛，继则一侧腮部肿，或两侧腮部同时肿痛，边缘不清，触之痛甚——邪郁少阳经脉，凝滞耳下腮部，与气血相搏
  - 咀嚼不便—经脉受阻，关节不利
  - 纳少—邪扰脾胃
  - 舌红，苔薄白或淡黄，脉浮数——温毒初起之征

- 疏风清热 散结消肿
  - 君 柴胡、葛根——疏风清热解肌，柴胡又可疏散少阳经郁遏之温毒
  - 臣
    - 黄芩、连翘—清热解毒散结
    - 石膏—清泄热邪
  - 佐
    - 牛蒡子、桔梗、甘草—清热利咽
    - 升麻—散热解毒
    - 天花粉—清热生津，解毒排脓

茵陈理中汤(《张氏医通》)

歌诀： 茵陈“理中”黄疸因，色泽晦暗寒湿侵；
温中化湿疏肝胆，胆汁泛溢呕吐频。

趣记： 理忠臣。

对照： “理中”陈。

证治方解：

寒湿阻滞之黄疸
- 面目、皮肤发黄，尿黄 → 寒湿内阻，肝胆疏泄失常，胆汁泛溢
- 色泽晦暗或黄疸持续不退 → 寒属阴邪，湿性粘缠，寒湿相郁，阳气被困
- 神疲身倦，四肢欠温 → 寒湿困脾，脾阳不振，不达四末
- 纳呆恶心易吐，大便稀溏或呈灰白色 → 寒湿中阻，脾阳不振
- 舌淡，苔白腻—寒湿内阻之象

→ 寒湿内阻 → 胆汁不循常道而外溢

温中化湿
- 君　茵陈—利湿退黄
- 臣　干姜—温中祛寒，扶阳抑阴
- 佐
  - 人参—补中益气，培补后天之本，气旺而阳亦复
  - 白术—燥湿健脾，健运中州
- 使　甘草—补脾益气，调和诸药

注：“理中”指理中丸

犀角解毒饮(《医宗金鉴》)

歌诀： 犀角解毒赤游丹，风热疫毒肌表缠；
防牛荆银犀甘草，清热解毒病自痊。

趣记： 防牛借犀角，银花生甘草。

对照： 防牛芥犀角，银花生甘草。

证治方解：

外感风毒之证：
- 局部皮肤红肿，形如云片，焮热疼痛——风热邪毒，入于经络，搏于气血，外发肌肤
- 游走不定—风火邪毒随气血流行，发无定处
- 发热恶寒—邪正交争
- 烦躁多啼—热扰心神
- 唇口干燥—热伤津液
- 舌红苔白或黄—热毒蕴蓄

——风热邪毒入侵经脉发于肌表

清热解毒散风：
- **君** 犀角—清热凉血解毒
- **臣** 银花—清热解毒，辛凉透邪
- **佐**
  - 防风、荆芥—疏散风热，走表而祛邪
  - 牛蒡子—疏散风热解毒
- **使** 生甘草—清热解毒，调和诸药

清热消毒散(《证治准绳》)

歌诀： 清热消毒散当归，连翘黄连山栀随；
芍药生地银芎草，脐疮因毒力能摧。

趣记： 韶山黄连跷，银川当草地。

对照： 芍山黄连翘，银川当草地。

证治方解：

脐疮：
- 脐部红肿热痛—秽毒之邪，侵入脐部
- 甚则糜烂，脓水流溢—气血凝滞，化为脓水
- 或见恶寒壮热—风火交织
- 啼哭烦躁，唇红赤，口干或渴—邪毒内攻，扰及心神，伤及津液
- 脐部红肿，波及脐周—邪毒壅聚脐部
- 甚则神昏抽搐—邪毒内陷厥阴

（以上：邪毒侵入脐部，气血壅滞）

清热解毒：
- 君　黄连、连翘、山栀—清热泻火
- 臣　当归、芍药、川芎—滋阴养血活血
- 佐
  - 生地—滋阴清热凉血
  - 金银花—辟秽解毒
- 使　甘草—清热解毒，调和诸药

各章方剂简表

解　表　剂

分类	方名	主治	病证	功用
辛温解表	麻黄汤	外感风寒表实证	风寒束表，肺气不宣，恶寒发热，无汗而喘，脉浮紧	发汗解表 宣肺平喘
	桂枝汤	外感风寒表虚证	风寒束表，营卫不和，发热，恶风，汗出，脉浮缓	解肌发表 调和营卫
	九味羌活汤	外感风寒湿，里有蕴热证	风寒湿邪，郁于肌表，里有蕴热，恶寒发热、头痛项强，肢体酸楚疼痛，口苦微渴	发汗祛湿 兼清里热
	香薷散	阴暑证	外感风寒，内伤于湿，恶寒发热，无汗，头重身痛，胸闷，腹痛，吐泻，苔白腻	祛暑解表 化湿和中
	小青龙汤	外寒内饮，寒饮犯肺证	风寒束表，水饮内停，恶寒发热，无汗，喘咳，痰多而稀，苔白滑，脉浮	解表散寒 温肺化饮
	止嗽散	风邪犯肺证	风邪犯肺，肺失清肃，虽经发散，其邪未尽，咳嗽咽痒，微恶风发热，苔薄白	宣利肺气 疏风止咳

续表

分类	方名	主治	病证	功用
辛温解表	大青龙汤	外寒内热	恶寒发热，寒热俱重，身体疼痛，无汗，烦躁，脉浮紧	发汗解表 清热除烦
	香苏散	外感风寒，气郁不舒证	恶寒发热，头痛无汗，胸脘痞闷，不思饮食，舌苔薄白，脉浮	疏风散寒 理气和中
	正柴胡饮	外感风寒表证	微恶风寒，发热，无汗，头身痛，舌苔薄白，脉浮	解表散寒
辛凉解表	银翘散	温病初起，邪在卫分证	温病初起，邪在肺卫，发热，微恶风寒，口渴，脉浮数	辛凉透表 清热解毒
	桑菊饮	风温初起，邪在肺络证	风温犯肺，肺气不宣，咳嗽，发热不甚，脉浮数	疏风清热 宣肺止咳
	麻杏甘石汤	外感风邪，邪热壅肺证	热壅闭于肺，肺失宣降，发热喘急，苔薄黄，脉数	辛凉宣泄 清肺平喘
	柴葛解肌汤	外感风寒，郁而化热证	外感风寒，化热入里，发热重，恶寒轻，鼻干目痛，心烦不眠，眼眶疼，脉浮微洪	解肌清热
	升麻葛根汤	麻疹初起，疹出不畅证	疹毒郁滞肌表，疹发不出，身热头痛，目赤流泪	解肌透疹
	竹叶柳蒡汤	麻疹初起，内热郁甚，外寒束表证	麻疹透发不出或有高热，无汗或有汗，旋即汗收，喘咳，烦闷躁乱，咽喉肿痛	透疹解表 清热生津

续表

分类	方名	主治	病证	功用
扶正解表	败毒散	气虚外感证	正气素虚，外感风寒湿邪，憎寒壮热，肢体酸痛，脉浮，按之无力	散寒祛湿益气解表
	参苏饮	气虚外感风寒，内有痰湿证	肺脾气虚，外感风寒，恶寒发热，无汗头痛，咳嗽痰白，胸膈满闷，倦怠乏力，苔白脉弱	益气解表理气化痰
	麻黄细辛附子汤	素体阳虚，外感风寒	发热，恶寒甚剧，虽厚衣重被，其寒不解，神疲欲寐，舌淡苔白，脉沉无力	助阳解表
	再造散	阳虚外感风寒证	恶寒发热，无汗肢冷，倦怠嗜卧，面色苍白，语言低微，脉沉无力。	助阳益气解表散寒
	加减葳蕤汤	阴虚外感风热证	头痛身热，微恶风寒，无汗或有汗不多，咳嗽，心烦口渴，咽干，舌红，脉数	滋阴解表
	葱白七味饮	血虚外感证	病后阴血亏虚，调摄不慎，感受外邪，或失血之后复感冒风寒，头痛身热，微恶寒无汗	养血滋液解表散邪

泻 下 剂

分类	方名	主治	病证	功用
寒下	大承气汤	阳明腑实证，热结旁流，里实热厥，痉病，发狂	实热积滞，壅结肠胃，腑气不通，痞满燥实，舌苔黄燥或焦黑燥裂，脉沉实	峻下热结
	大陷胸汤	水热互结之结胸证	心下痞满而痛，甚则从心下至少腹鞕满而痛不可近，日晡小有潮热，短气烦躁，舌上燥而渴，大便秘结，脉沉紧按之有力	泻热逐水
	大黄牡丹汤	肠痈初起，湿热瘀滞证	湿热郁蒸，气血凝聚，结于肠中，肠络不通，少腹疼痛拒按，右足屈而不伸，苔黄，脉滑数	泻热破瘀散结消肿
温下	大黄附子汤	寒积里实证	腹痛便秘，胁下偏痛，发热，手足不温或厥逆，苔白腻，脉弦紧	温里散寒通便止痛
	温脾汤	阳虚寒积证	脾阳不足，寒积中阻，腹痛便秘，手足不温，畏寒喜热，脉沉弦而迟	攻下冷积温补脾阳
	三物备急丸	寒实腹痛证	卒然心腹胀痛，痛如锥刺，气急口噤，大便不通	攻逐寒积

续表

分类	方名	主治	病证	功用
润下	五仁丸	津枯便秘证	大便干燥，艰涩难出，年老或产后血虚便秘	润肠通便
	济川煎	肾阳虚弱，精津不足之便秘	肾虚精亏，肠失濡润，大便秘结，小便清长，腰膝酸软	温肾益精润肠通便
	麻子仁丸	胃肠燥热，脾约便秘	胃肠燥热，脾津不布，大便秘结，小便频数，舌苔微黄	润肠泄热行气通便
攻补兼施	黄龙汤	阳明腑实，气血不足证	里热炽盛，燥屎内结，气亏血弱，自利清水或大便秘结，脘腹胀满，身热口渴，神倦少气，苔黄脉虚	攻下通便补气养血
	新加黄龙汤	阳明温病，热结于腑，气阴大伤	大便秘结，腹中胀满而硬，口干咽燥，唇裂舌焦，神疲少气，苔焦黄或燥烈	滋阴益气泄热通便
	增液承气汤	热结阴亏之便秘	燥屎不行，脘腹胀满，下之不通，口干唇燥，舌红苔黄，脉细数	滋阴增液泄热通便
逐水	十枣汤	悬饮，水肿	水饮内停，泛溢攻冲，咳唾胸胁引痛，或水肿腹胀，二便不利，脉沉弦	攻逐水饮
	舟车丸	水肿，水胀	水肿臌胀，腹大，二便不利，口渴气粗，脉沉数有力	行气逐水
	禹功散	阳水证	遍身水肿，腹胀喘满，大便秘结，小便不利，脉沉有力	逐水通便行气消肿

和 解 剂

分类	方名	主治	病证	功用
和解少阳	小柴胡汤	伤寒少阳证	邪在少阳，往来寒热，胸胁苦满，苔白，脉弦	和解少阳
	蒿芩清胆汤	少阳湿热证	少阳经热重，湿热痰浊中阻，寒热如疟，寒轻热重，胸胁胀闷，吐酸苦水，舌红苔腻，脉弦滑数	清胆利湿和胃化痰
	达原饮	瘟疫或疟疾邪伏膜原	憎寒壮热或一日3次或一日1次，发无定时，胸闷呕恶，头痛烦躁，脉弦滑数，舌苔白厚如积粉	开达膜原辟秽化浊
调和肝脾	四逆散	阳郁厥逆证，肝脾气郁证	热邪入里，阳气内郁，肝脾失和，手足不温或胁肋胀痛，脉弦	透邪解郁疏肝理脾
	逍遥散	肝郁血虚脾弱证	肝郁血虚，脾失健运，两胁作痛，神疲食少，月经不调，脉弦而虚	疏肝解郁养血健脾
	当归芍药散	肝血不足，脾虚湿停	腹中急痛，心悸，下肢浮肿，小便不利，苔白腻，头晕，舌淡，脉弦细	养血调肝健脾利湿缓急止痛
	痛泻要方	脾虚肝旺之痛泻	土虚木乘，肝脾不和，脾受肝制，运化失常，肠鸣腹痛，大便泄泻，泄必腹痛，脉弦而缓	补脾柔肝祛湿止泻
调和肠胃	半夏泻心汤	寒热错杂之痞证	少阳误下伤中，寒热错杂，肠胃失和，心下痞满，呕吐泻利，苔腻微黄	寒热平调消痞散结

续表

分类	方名	主治	病证	功用
表里双解	大柴胡汤	少阳阳明合病	少阳之邪未解，阳明化热成实，往来寒热，胸胁苦满，心下满痛呕吐，苔黄，脉弦数有力	和解少阳内泻热结
	防风通圣散	风热壅盛，表里俱实证	外感风邪，内有蕴热，表里俱实，憎寒壮热无汗，口苦咽干，二便秘涩，苔黄腻脉数	疏风解表清热通便
	葛根黄芩黄连汤	协热下利	表证未解，误用攻下，邪陷阳明，身热下利，苔黄脉数	解表清里
	石膏汤	伤寒表证未解，里热已炽证	壮热无汗，身体拘急，鼻干口渴，烦躁不眠，神昏谵语，发斑，吐衄，脉滑数	清热解毒发汗解表
	五积散	外感风寒，内伤生冷	身热无汗，头痛身疼，项背拘急，胸满恶食，呕吐腹痛，妇女血气不和，心腹疼痛，月经不调	发表温里顺气化痰活血消积
	疏凿饮子	阳水实证	遍身水肿，气喘，二便不利，口渴	泻下逐水疏风发表
	栀子豉汤	热郁胸膈证	虚烦不眠，身热懊侬，胸脘痞满，按之软而不硬，嘈杂似饥，但不欲食，舌红苔微黄，脉数	清宣郁热

清 热 剂

分类	方名	主治	病证	功用
清气分热	白虎汤	伤寒邪在阳明经，或温病热在气分	热盛伤津。大热，大汗，大渴，脉洪大	清热生津
	竹叶石膏汤	伤寒、温病、暑病，余热未清之气津两伤证	热病之后，余邪留恋，气津两伤，胃气不和，身热多汗，气逆欲呕，烦渴喜饮，口干，舌红少津，脉虚数	清热生津益气和胃
清营凉血	清营汤	热入营分证	邪热传营，灼伤营阴，身热夜甚，神烦少寐，斑疹隐隐，舌绛而干，脉细数	清营解毒透热养阴
	犀角地黄汤	热扰心神证，热伤血分证，蓄血留瘀证	热毒深陷于血分，各种失血，斑色紫黑，神昏谵语，身热舌绛	清热解毒凉血散瘀
清热解毒	黄连解毒汤	三焦火毒证	火毒炽盛，充斥三焦，大热烦渴，口燥咽干，舌红苔黄，脉数有力	泻火解毒

续表

分类	方名	主治	病证	功用
清热解毒	普济消毒饮	大头瘟	风热疫毒壅于上焦，攻冲头面，头面肿盛，恶寒发热，舌红苔白兼黄，脉浮数	清热解毒 疏风散邪
	牛蒡解肌汤	头面风热痰毒证	颈项痰毒，风热牙痛，头面风热，兼表热证。外痈局部焮红肿痛，寒轻热重，汗少口渴，小便黄，脉数，苔白或黄	疏风清热 凉血消肿
	凉膈散	上中二焦火热证	上有无形之邪热，中有有形之积滞，胸膈烦热，面赤唇焦，烦燥口渴，舌红苔黄，脉数	泻火通便 清上泻下
	仙方活命饮	阳证痈疡肿毒初起	热毒内壅，气滞血瘀痰结，局部红肿热痛，甚者伴有身热凛寒，脉数有力	清热解毒 消肿溃坚 活血止痛
	五味消毒饮	火毒结聚，痈疮疔毒	初起局部红肿，发热痛或发热恶寒，各种疔毒，疮形如粟，坚硬根深，状如铁钉，舌红苔黄，脉数	清热解毒 消散疔疮
	四妙勇安汤	脱疽	患肢红肿，灼热且痛，溃烂腐臭，发热口渴，舌红，脉数	清热解毒 活血止痛

续表

分类	方名	主治	病证	功用
清热解毒	犀黄丸	热毒痰瘀壅滞证	乳岩，横痃，瘰疬，流注，肺痈，小肠痈	解毒消痈 化痰散结 活血祛瘀
	小金丹	寒湿痰瘀阴疽证	流注，痰核，瘰疬，乳癌，横痃，贴骨疽，症见初起皮色不变，肿硬作痛	化痰祛瘀 除湿通络 消肿散结
	薏苡附子败酱散	肠痈脓成，毒结阳伤	肌肤甲错，腹皮急，肿胀，按之濡软，身无热，脉数	排脓消肿
	透脓散	气血不足，痈疮脓成难溃证	疮痈内已成脓，不易外溃，漫肿无头，酸胀热痛	益气养血 托毒溃脓
	托里消毒散	痈疡邪盛，正虚不能托毒之证	痈疮平塌，脓成难溃，腐肉不去，化脓迟缓，脓水稀少，新肉不生，神倦面白，脉虚无力，身热脉数	补益气血 托里解毒
	保元大成汤	疮疡溃后，正虚不敛之证	脓水出多，精神怯弱，嗜睡昏倦，肉色淡红，身凉足冷，便溏胸痞，饮食乏味，大便秘结，舌淡少津，脉虚细	温补气血 敛疮生肌
	清瘟败毒饮	热毒充斥，气血两燔	大热烦渴，头痛如劈，干呕狂躁，谵语神昏，脉浮大而数，四肢抽搐或厥逆，或发斑疹，或吐血、衄血，舌绛唇焦，或脉沉细数	清热泻火 凉血解毒

续表

分类	方名	主治	病证	功用
清脏腑热	导赤散	心经火热证，心热移于小肠	心经热盛，移热小肠，心胸烦热，口渴，口舌生疮或小便赤涩，舌红脉数	清心利水养阴
	龙胆泻肝汤	肝胆实火上炎证，肝胆湿热下注证	肝胆实火，循经上炎，肝胆湿热，循经下注，口苦尿赤，舌红苔黄，脉弦数有力	清泻肝胆实火，清利肝经湿热
	左金丸	肝火犯胃证	胁肋疼痛，嘈杂吞酸呕吐，口苦，舌红苔黄，脉弦数	清泻肝火，降逆止呕
	泻白散	肺热喘咳证	肺有伏火郁热，咳嗽气急，皮肤蒸热，舌红苔黄，脉细数	清泻肺热，平喘止咳
	苇茎汤	肺痈	热毒蕴肺，痰瘀互结，胸痛咳嗽，吐腥臭痰或吐脓血，舌红苔黄腻，脉数	清肺化痰，逐瘀排脓
	清胃散	胃火牙痛	胃火炽盛，循经上攻牙痛牵引头痛，口气热臭，舌红苔黄，脉滑数	清胃凉血
	泻黄散	脾胃伏火证	口疮，口臭，口燥，唇干，烦渴易饥，不时弄舌，舌红，脉数	泻脾胃伏火

续表

分类	方名	主治	病证	功用
清虚热	青蒿鳖甲汤	温病后期，邪伏阴分证	温病后期，阴虚邪伏，夜热早凉，热退无汗，舌红少苔，脉细数	养阴透热
	秦艽鳖甲散	风劳病	骨蒸盗汗，肌肉消瘦，困倦，午后潮热，唇红颊赤，咳嗽，脉象微数	滋阴养血清热除蒸
	清骨散	肝肾阴虚，虚火内扰	骨蒸潮热或低热日久不退，困倦盗汗心烦，口渴，舌红少苔，脉细数	清虚热退骨蒸
	当归六黄汤	阴虚火旺盗汗	发热盗汗，面赤心烦，口干唇燥，大便干结，小便黄赤，舌红，脉数	滋阴泻火固表止汗
清脏腑热	玉女煎	胃热阴虚证	阳明有余，少阴不足，头痛牙痛，齿松牙衄，烦热干渴，舌红苔黄而干，消渴，消谷善饥	清胃热滋肾阴
	芍药汤	湿热痢疾	湿热壅滞肠中，痢下赤白，腹痛里急，苔腻微黄	清热燥湿调气和血

续表

分类	方名	主治	病证	功用
清脏腑热	香连丸	湿热痢疾	下痢脓血，里急后重，泄泻稠黏，腹胀肠鸣	清热燥湿行气化滞
	白头翁汤	热毒痢疾	热毒深陷血分，下痢赤多白少，腹痛，里急后重，舌红苔黄，脉弦数	清热解毒凉血止痢
清热祛暑	清络饮	暑伤肺经，气分轻证	身热，口渴不甚，头目不清，昏眩微胀，舌淡红，苔薄白	祛暑清热
	新加香薷饮	暑温初起，复感于寒	发热头痛，口渴面赤，恶寒无汗，胸闷不舒，舌苔白腻，脉浮数	祛暑解表清热化湿
	六一散	暑湿证	暑热夹湿，身热烦渴，小便不利	清暑利湿
	桂苓甘露饮	暑湿证	发热头痛，烦渴引饮，小便不利，霍乱，吐下	清暑解热化气利湿
	清暑益气汤	暑热气津两伤证	暑热炽盛，气津两伤，体倦少气，口渴汗多，脉虚数	清暑益气养阴生津

温 里 剂

分类	方名	主治	病证	功用
温中祛寒	理中丸	脾胃虚寒证	中虚有寒，不能运化，升降失常，清浊相干，吐、利、冷、痛，畏寒肢冷，舌淡苔白，脉沉迟或沉细	温中祛寒补气健脾
	小建中汤	中焦虚寒，肝脾不和	中焦虚寒，阴阳失调，营卫不和，腹痛喜温喜按，心悸，发热，面色无华，舌淡红，脉沉弱或虚弦	温中补虚和里缓急
	大建中汤	阳衰阴盛，阴寒之气上逆证	心胸中大寒，痛呕不能食，皮起见有头足，上下痛手不可触近，苔白滑，脉细紧，或肠中漉漉有声	温中补虚降逆止痛
	吴茱萸汤	肝胃虚寒，浊阴上逆证	胃中虚寒，浊阴上逆，呕吐或干呕吐涎沫，畏寒肢冷，巅顶头痛，舌淡苔滑，脉细、迟或弦细	温中补虚降逆止呕

续表

分类	方　名	主　治	病　　证	功　用
回阳救逆	四逆汤	心肾阳衰，寒厥证	肾阳虚衰，阴寒内盛，四肢厥冷，神衰欲寐，舌淡苔白，脉微	回阳救逆
	参附汤	元气大亏，阳气暴脱	手足厥逆，冷汗淋漓，呼吸微弱，上气喘急，脉微欲绝	回阳益气救脱
	回阳救急汤	寒邪直中三阴，真阳衰微欲脱证	恶寒蜷卧，四肢厥冷或身寒战栗，吐泻腹痛，口不渴或吐涎沫或指甲口唇青紫，舌淡苔白，脉沉数甚或无脉	回阳固脱益气生脉
	黑锡丹	上实下虚证	上气喘促，四肢厥逆，冷汗不止，奔豚，寒疝腹痛，肠鸣滑泄，男子阳痿精冷，女子血海虚寒，月经不调，带下清稀，不孕，舌淡苔白，脉沉微	温壮下元镇纳浮阳

续表

分类	方名	主治	病证	功用
温经散寒	当归四逆汤	血虚寒厥证	血虚寒凝，手足厥寒，舌淡，脉细欲绝	温经散寒养血通脉
	黄芪桂枝五物汤	血痹	气血不足，外受风寒，邪入血脉，痹阻不通，四肢麻木，或身体不仁，微恶风寒，舌淡，脉无力	益气温经和血通痹
	乌附麻辛桂姜汤	痹痛证	肢体关节剧烈疼痛，屈伸更甚，痛有定处，自觉骨节寒凉，得温痛减，舌淡苔白，脉沉紧或弦紧	温经散寒除湿宣痹
	阳和汤	阴疽	素体阳虚，营血不足，寒凝痰滞，痹阻于肌肉筋骨血脉。患部漫肿无头，皮色不变，酸痛无热，脉迟细或沉细，贴骨疽，脱疽，流注，痰核，鹤膝风	温阳补血散寒通滞

补 益 剂

分类	方 名	主 治	病 证	功 用
补气	四君子汤	脾胃气虚证	脾胃气虚，面色苍白，语音低微，气短乏力，食少便溏，舌淡苔白，脉虚弱	益气健脾
	参苓白术散	脾虚湿盛证	脾胃气虚，湿自内生，饮食不化，胸脘痞闷，肠鸣泄泻，四肢乏力，形体消瘦，面色萎黄，舌淡苔白腻，脉虚缓	益气健脾 渗湿止泻
	补中益气汤	① 脾胃气虚证。② 气虚下陷证。③ 气虚发热证	脾胃气虚，清阳下陷：① 饮食减少，体倦肢软，少气懒言，面色苍白，大便稀溏，脉大而虚软。② 脱肛、子宫脱垂、久泻久痢、崩漏等，气短乏力，舌淡，脉虚。③ 身热，自汗，渴喜热饮，气短乏力，舌淡，脉虚大无力	补中益气 升阳举陷

续表

分类	方名	主治	病证	功用
补气	玉屏风散	表虚自汗	卫气虚弱，不能固表，汗出恶风，面色苍白，舌淡苔薄白，脉浮虚，亦治虚人腠理不固，易于感冒	益气固表止汗
	生脉散	①温病、暑热，耗气伤阴证。②久咳肺虚，气阴两伤证	暑热、温病、久咳，耗气伤阴，气阴两伤：①干咳少痰，短气自汗，口干舌燥，脉虚细。②汗多神疲，体倦乏力，气短懒言，咽干口渴，舌红少苔，脉虚数	益气生津敛阴止汗
	人参蛤蚧散	肺肾气虚，喘息咳嗽	肺肾虚衰，痰热内蕴，气逆不降。症见痰稠色黄或咳吐脓血，胸中烦热，身体消瘦，或遍身浮肿，脉浮虚	补肺益肾止咳定喘

续表

分类	方　名	主　治	病　　证	功　用
补血	四物汤	营　血 虚滞证	营血亏虚,血行不畅,心悸失眠,头晕目眩,面色无华,妇人月经不调,量少或经闭不行,脐腹作痛,舌淡,脉细弦或细涩	补血调血
	当　归 补血汤	血虚阳浮 发 热 证	劳倦内伤,血虚气弱,阳浮外越。肌热面红,烦渴欲饮,脉洪大而虚,重按无力。亦治妇人经期、产后血虚发热头痛,或疮疡溃后,久不愈合者	补气生血
	归脾汤	① 心脾气血两虚证。 ② 脾不统血证	心脾两虚,气血不足:① 心悸怔忡,健忘失眠,盗汗虚热,体倦食少,面色萎黄,舌淡,苔薄白,脉细弱。 ② 皮下紫癜,妇女崩漏,月经超前量多色淡,或淋漓不止,舌淡,脉细	益气补血 健脾养心

续表

分类	方名	主治	病证	功用
气血双补	八珍汤	气血两虚证	气血两虚。症见面色苍白或萎黄，头晕目眩，四肢倦怠，气短懒言，心悸怔忡，饮食减少，舌淡苔白，脉细弱或虚大无力	益气补血
	泰山磐石散	堕胎，滑胎	气血虚弱，胞宫不固，胎元失养。症见胎动不安或屡有滑胎宿疾，面色淡白，倦怠乏力，不思饮食，舌淡苔薄白，脉滑无力	益气健脾养血安胎
	内补黄芪汤	痈疽溃后，气血皆虚	溃处作痛，倦怠懒言，神疲寐少，自汗口干，或发热经久不退，脉细弱，舌淡苔薄	补益气血养阴生肌

续表

分类	方 名	主 治	病 证	功 用
补阴	六味地黄丸	肝肾阴虚证	肾阴不足，阴虚火旺，腰膝酸软，头目眩晕，耳鸣遗精，盗汗，消渴，骨蒸潮热，手足心热，舌燥咽痛，牙齿动摇，足跟作痛，小便淋漓，以及小儿囟门不合，舌红少苔，脉沉细数	滋补肝肾
	左归丸	真阴不足证	肾阴不足，精髓亏虚，头目眩晕，腰酸腿软，遗精早泄，自汗盗汗，口燥舌干，舌红少苔脉细	滋阴补肾 填精益髓
	大补阴丸	阴虚火旺证	肝肾阴虚，相火亢盛，骨蒸潮热，盗汗遗精，咳嗽咳血，心烦易怒，足膝痛热，舌红少苔，尺脉数而有力	滋阴降火
	虎潜丸	肝阴不足，阴虚内热，筋骨痿软	腰膝酸软，腿足消瘦，筋骨痿弱，步履乏力，舌红少苔，脉细弱	滋阴降火 强壮筋骨

续表

分类	方名	主治	病证	功用
补阴	二至丸	肝肾阴虚	口苦咽干，头昏眼花，腰膝酸软，下肢痿软，失眠多梦，遗精	补肾养肝
	炙甘草汤	①阴血、阳气虚弱心脉失养。②虚劳肺痿	阴血不足，阳气虚弱：①脉结代心动悸，虚羸少气，舌光少苔，或质干而瘦小者。②咳嗽，涎沫多，形瘦短气，虚烦不眠，自汗盗汗，咽干口燥，大便干结，脉虚数	益气滋阴通阳复脉
	一贯煎	肝肾阴虚，肝气郁滞证	肝肾阴虚，肝气不舒，胸脘胁痛，吞酸吐苦，咽干口燥，舌红少津，脉细弱或虚弦。亦治疝气瘕聚。	滋阴疏肝
	石斛夜光丸	肝肾不足，阴虚火旺	瞳神散大，视物昏花，羞明流泪，头目眩晕，内障	平肝熄风滋阴明目
	百合固金汤	肺肾阴亏，虚火上炎证	肺肾阴虚，虚火上炎，咳嗽气喘，痰中带血，咽喉燥痛，头晕目眩，午后燥热，舌红少苔，脉细数	滋养肺肾止咳化痰

续表

分类	方　名	主　治	病　　证	功　用
补阴	补肺阿胶汤	小儿肺虚有热证	肺阴不足，阴虚有热，咳嗽气喘，咽喉干燥，喉中有声，或痰中带血，舌红少苔，脉细数	养阴补肺 清热止血
	益胃汤	胃阴损伤证	阳明温病，胃阴损伤，不能食，口干咽燥，舌红少苔，脉细数	养阴益胃
补阳	肾气丸	肾阳不足证	肾阳不足，腰痛脚软，身半以下常有冷感，少腹拘急，小便不利；或小便反多，入夜尤甚，阳痿早泄，舌淡而胖，脉虚弱，尺部沉细，以及痰饮，消渴，脚气转胞等	补肾助阳
	右归丸	肾阳不足，命门火衰证	肾阳不足，命门火衰，年老或久病气衰神疲，畏寒肢冷，腰膝软弱，阳痿遗精，或阳衰无子或饮食减少，大便不实，或小便自遗，舌淡苔白，脉沉而迟	温补肾阳 填精益髓

续表

分类	方名	主治	病证	功用
阴阳双补	地黄饮子	下元虚衰，虚阳上浮，痰浊上逆，阻塞窍道之喑痱证	舌强不能言，足废不能用，口干不欲饮，足冷面赤，脉沉细弱	滋肾阴 补肾阳 开窍化痰
	龟鹿二仙胶	真元虚损，精血不足	全身瘦削，阳痿遗精，腰膝酸软，久不孕育，两目昏花	滋阴填精 益气壮阳
	七宝美髯丹	肝肾精血不足	须发早白，脱发，牙齿动摇，腰膝酸软，梦遗滑精，肾虚不育	补益肝肾 乌发壮骨

固 涩 剂

分类	方名	主治	病证	功用
固表止汗	牡蛎散	体虚 自汗，盗汗	卫气不固，阴不内守，常自汗出，夜卧更甚，心悸惊惕，短气烦倦，舌淡红，脉细数	益气固表 敛阴止汗
敛肺止咳	九仙散	久咳肺虚证	久咳不愈，肺气耗散，肺阴亏损。久咳不已，咳甚则气喘自汗，痰少而黏，脉虚数	敛肺止咳 益气养阴
涩肠固脱	真人养脏散	久泻久痢， 脾肾虚寒证	脾肾虚寒，肠失固摄，泻痢无度，滑脱不禁，甚至脱肛坠下，脐腹疼痛，不思饮食，舌淡苔白，脉迟细	涩肠固脱 温补脾肾
	四神丸	肾泻	脾肾阳虚，命门火衰，五更泄泻，不思饮食，食不消化，或腹痛肢冷，神疲乏力，舌淡苔薄白，脉沉迟无力	温肾暖脾 固肠止泻
	桃花汤	虚寒血痢证	少阴阳衰，寒湿阻滞，下痢不止，便脓血，色暗不鲜，日久不愈，腹痛喜温喜按，舌淡苔白，脉迟弱或微细	温中涩肠 止痢

续表

分类	方名	主治	病证	功用
涩精止尿	金锁固精丸	遗精	肾虚精亏,精关不固,遗精滑泄,神疲乏力,腰痛耳鸣,舌淡苔白,脉细数	补肾涩精
	桑螵蛸散	心肾两虚证	心肾两虚,水火不济,小便频数,或尿如米泔色,或遗尿遗精,心神恍惚,健忘,舌淡苔白,脉细弱	调补心肾 涩精止遗
	缩泉丸	膀胱虚寒证	肾气不足,膀胱虚寒,不能约束,小便频数或遗尿不止,舌淡,脉沉弱	温肾祛寒 缩尿止遗
固崩止带	固冲汤	脾肾亏虚,冲脉不固证	脾气虚弱,冲脉不固,血崩或月经量多,色淡质稀,心悸气短,腰膝酸软,舌淡,脉微弱者	益气健脾 固冲摄血
	固经丸	崩漏,月经过多	肝肾阴虚,相火亢盛,损伤冲任,迫血妄行,经水过期不止,或下血量多,血色深红或紫黑稠黏,手足心热,腰膝酸软,舌红,脉细数	滋阴清热 止血固经
	震灵丹	冲任虚寒,瘀阻胞宫之崩漏	出血不止,血色紫红或紫黑,挟有血块,小腹疼痛拒按,血块排出则痛减,舌紫暗或有瘀点,脉沉细弦	止血化瘀
	易黄汤	肾虚湿热带下	肾虚有热,气不化津,津液反化为湿,下注于前阴,带下色黄,其气腥臭,舌红,苔黄腻者	固肾止带 清热祛湿

安 神 剂

分类	方 名	主 治	病 证	功 用
重镇安神	朱砂安神丸	心火亢盛，阴血不足证	心火亢盛，灼伤阴血，心失所养。症见失眠多梦，惊悸怔忡，心烦神乱，舌红，脉细数	镇心安神 清热养血
	磁朱丸	心肾不交证	肾阴不足，心阳偏亢，心肾不交。症见视物昏花，耳鸣耳聋，心悸失眠，亦治癫痫	益阴明目 重镇安神
	珍珠母丸	阳亢兼血虚不足之神志不宁证	头目眩晕，入夜少寐，时而惊悸	镇心安神 平肝潜阳 滋阴养血
补养安神	天王补心丹	阴虚血少，神志不安证	心肾两虚，阴虚血少，虚火内扰。症见失眠心悸，虚烦神疲，梦遗健忘，手足心热，口舌生疮，舌红少苔，脉细数	滋阴清热 养血安神
	酸枣仁汤	肝血不足，虚热内扰证	肝血不足，阴虚内热，虚烦，失眠心悸，头目眩晕，咽干口燥，舌红，脉细数	养血安神 清热除烦
	甘麦大枣汤	脏躁	忧思过度，心阴受损，肝气失和。症见精神恍惚，常悲伤欲哭，不能自主，心中烦乱，睡眠不安，甚则言行失常，呵欠频作，舌淡红苔少，脉细微数	养心安神 和中缓急

续表

分类	方　名	主　治	病　　证	功　用
补养安神	交泰丸	水不济火，心火偏亢	怔忡不宁，夜寐不安，口舌生疮	交通心肾
	黄　连阿胶汤	阴虚火旺，心肾不交之失眠证	心烦失眠，口燥咽干，腰膝酸软或遗精，舌红，脉细数	滋阴降火除烦安神

开 窍 剂

分类	方 名	主 治	病 证	功 用
凉开	安宫牛黄丸	邪热内陷心包证	温邪内陷心包，痰热蒙闭清窍。症见高热烦躁，神昏谵语，口干舌燥，痰涎壅盛，舌红或绛，脉数。亦治中风昏迷，小儿惊风，属邪热内闭者	清热解毒 开窍醒神
	紫雪	温热病热闭心包及热盛动风证	邪热炽盛，内陷心包，热盛动风。症见高热烦躁，神昏谵语，痉厥，斑疹吐衄，口渴引饮，唇焦齿燥，舌红绛苔干黄，脉数有力或弦，以及小儿热盛惊厥	清热开窍 熄风止痉
	至宝丹	痰热内闭之心包证	邪热亢盛，痰热内闭心包。症见神昏谵语，身热烦躁，痰盛气粗，舌红苔黄垢腻，脉滑数，以及中风、中暑、小儿惊厥属痰热内闭者	化浊开窍 清热解毒
	行军散	暑秽证	吐泻腹痛，烦闷欲绝，头目昏晕，不省人事，并治口疮咽痛，点目去风热障翳，搐鼻可避时疫之气	清热开窍 辟秽解毒

续表

分类	方名	主治	病证	功用
温开	苏合香丸	寒闭证	寒邪或痰浊，气郁闭阻，蒙闭清窍，突然昏倒，牙关紧闭，不省人事，苔白脉迟，心腹卒痛，甚则昏厥，亦治中风，中气及感受时行瘴疠之气，属寒闭者	芳香开窍 行气止痛
	紫金锭	① 中暑时疫。 ② 疮疡肿毒	感受秽浊之邪，肠胃气机闭塞，升降失常：① 脘腹胀闷疼痛，恶心呕吐，泄泻，及小儿痰厥。② 外敷疗疮疖肿，虫咬损伤，无名肿毒，以及痄腮、丹毒、喉风等	化痰开窍 辟秽解毒 消肿止痛

理　气　剂

分类	方　名	主　治	病　　证	功　用
行气	越鞠丸	郁　证	因喜怒无常，忧思过度，或饮食失常，寒温不适而致气血痰火湿食六郁。胸膈痞闷，脘腹胀痛，嗳腐吞酸，恶心呕吐，饮食不消等	行气解郁
	枳实薤白桂枝汤	胸阳不振，痰气互结之胸痹	胸满而痛，甚或胸痛彻背，喘息咳唾，短气，气从胁下冲逆，上攻心胸，舌苔白腻，脉沉弦或紧	通阳散结 祛痰下气
	柴　胡 疏肝散	肝气郁滞证	肝气郁结，经气不利，胁肋疼痛或寒热往来，嗳气太息，脘腹胀满，脉弦	疏肝行气 活血止痛
	四磨汤	肝气郁结证	七情所伤，肝气郁结，胸膈胀闷，上气喘急，心下痞满，不思饮食	行气降逆 宽胸散结
	瓜　蒌 薤　白 白酒汤	胸　痹	胸阳不振，痰浊内阻，胸中闷痛，甚至胸痛彻背，喘息咳唾，短气，舌苔白腻，脉沉弦或紧	通阳散结 行气祛痰

续表

分类	方名	主治	病证	功用
行气	半夏厚朴汤	梅核气	痰气郁结，肺胃宣降失常。咽中如有物阻；咯吐不出，吞咽不下，胸膈满闷，或咳或呕，舌苔白润或白腻，脉弦缓或弦滑	行气散结 降逆化痰
	海藻玉壶汤	石瘿	颈部结块，坚硬如石，推之不移，皮色不变	化痰软坚 消散瘿瘤
	枳实消痞丸	脾虚气滞，寒热互结证	脾虚气滞，寒热互结，心下痞满，不欲饮食，倦怠乏力，大便失调	消痞除满 健脾和胃
	金铃子散	肝郁化火证	肝郁气滞，气郁火化，心胸胁肋诸痛，时发时止，口苦，舌红苔黄，脉弦数	疏肝泄热 活血止痛
	厚朴温中汤	脾胃寒湿气滞证	脾胃为寒湿所伤，气机阻滞。脘腹胀满或疼痛，不思饮食，舌苔白腻，脉沉弦	温中燥湿 行气除满
	良附丸	气滞寒凝证	肝气郁滞，胃有寒凝，胃脘疼痛，胸闷胁痛，畏寒喜热，以及妇女痛经	行气疏肝 祛寒止痛

续表

分类	方　名	主　治	病　　证	功　用
行气	天台乌药散	肝经寒凝气滞证	寒凝肝脉，气机阻滞，少腹牵引睾丸而痛，偏坠肿胀或少腹疼痛，苔白脉弦	行气疏肝散寒止痛
	橘核丸	㿗疝	寒湿客于肝脉，肝经气血郁滞，睾丸肿胀偏坠，或坚硬如石，或痛引脐腹	行气止痛软坚散结
	暖肝煎	肝肾不足，寒滞肝脉证	肝肾不足，寒客肝脉，气机郁滞，睾丸冷痛或小腹疼痛，畏寒喜温，舌淡苔白，脉沉迟	温补肝肾行气止痛
	加味乌药汤	肝郁气滞之痛经	肝郁气滞，经行不畅，月经前或月经初行时少腹胀痛，胀甚于痛，或连胸胁乳房痛，舌淡苔白，脉弦紧	行气活血调经止痛

续表

分类	方名	主治	病证	功用
降气	苏子降气汤	上盛下虚咳喘证	痰涎壅于肺,肾阳虚乏,肾不纳气,喘咳短气,痰涎壅盛,胸膈满闷,或腰疼脚软,或肢体浮肿,舌苔白滑或白腻,脉弦滑	降气平喘 祛痰止咳
	定喘汤	风寒外束,痰热内蕴证	风寒外束,痰热内蕴,咳嗽痰多气急,痰稠色黄,微恶风寒,舌苔黄腻,脉滑数	宣肺降气 清热化痰
	旋覆代赭汤	胃气虚弱,痰浊内阻气逆证	脾胃虚弱,痰浊内阻,心下痞硬,噫气不除,或反胃呕逆,吐涎沫,舌淡,苔白滑,脉弦而虚	降逆化痰 益气和胃
	橘皮竹茹汤	胃虚有热之呃逆	胃虚有热,气逆不降,呃逆或干呕,舌红嫩,脉虚数	降逆止呃 益气清热
	丁香柿蒂汤	虚寒呃逆	胃气虚寒,胃失和降,呃逆不止,胸脘痞闷,舌淡苔白,脉沉而迟	温中益气 降逆止呃
	小半夏汤	痰饮呕吐	呕吐淡涎,口不渴或干呕呃逆,谷不得下,小便自利,苔白滑	化痰散结 和胃降逆

理 血 剂

分类	方 名	主 治	病 证	功 用
活血祛瘀	桃核承气汤	下焦蓄血证	瘀热互结，与血相搏结于下焦，少腹急结，小便自利，则谵语烦躁，其人如狂，至夜发热。以及血瘀经闭，痛经，脉沉实而涩	逐瘀泻热
	血府逐瘀汤	胸中血瘀证	瘀血内阻于胸中，气机郁滞不畅。胸痛，头痛日久，痛如针刺而有定处，或心悸失眠，急躁易怒，入暮潮热，唇暗或两目暗黑，舌色暗红或有瘀斑，脉涩或弦紧	活血祛瘀 行气止痛
	膈下逐瘀汤	膈下血瘀证	肚腹积块，痛处不移或侧卧腹坠，或小儿痞块，肚大青筋或肾泻，久泻，舌暗红或有瘀斑，脉弦	活血祛瘀 行气消积
	少腹逐瘀汤	小腹寒瘀证	少腹疼痛胀满，或有积块，或经行腰酸少腹胀，或经行一月三五次，或崩漏兼少腹疼痛，或久不受孕，小腹凉，四肢欠温，经色或暗或黑或有块，舌质暗，舌苔白，脉沉弦微涩	活血祛瘀 温经止痛
	通窍活血汤	头面瘀血证	头痛昏晕，头发脱落或耳聋年久，或酒渣鼻，或白癜风，舌质暗，或有瘀斑、瘀点	通窍活血

续表

分类	方名	主治	病证	功用
活血祛瘀	身痛逐瘀汤	血瘀痹证	肩痛，臂痛，腰痛，腿疼，或周身疼痛	活血行气 祛风除湿
	补阳还五汤	中风后遗证	气虚血滞，脉络受阻，半身不遂，语言謇涩，口眼歪斜，口角流涎，小便频数或遗尿失禁，舌黯淡苔白，脉缓	补气活血 通络
	七厘散	跌打损伤	跌打损伤，瘀血肿痛，刀伤出血，一切无名肿毒，烧伤烫伤	活血散瘀 止痛止血
	复元活血汤	跌打损伤，瘀血阻滞证	外伤损络，血离经脉，停滞胸胁，瘀血留于胁下，痛不可忍	祛瘀消肿 疏肝通络
	活络效灵丹	气血凝滞	心腹疼痛，腿痛臂痛，跌打瘀肿，内外疮疡，癥瘕积聚	祛瘀消肿 通络止痛
	大黄䗪虫丸	正气虚损，瘀血内停之干血劳	形体羸瘦，腹满不能食，潮热，肌肤甲错，两目暗黑，妇人经闭不行，舌质紫暗，边有瘀斑，脉象迟涩	活血消癥 祛瘀生新
	温经汤	冲任虚寒，瘀血阻滞证	冲任虚寒，瘀血阻滞，阴血不足。漏下不止，月经不调，或前或后，或一月再行，或停经不至，手足烦热，唇干口燥。亦治妇人久不受孕	温经散寒 祛瘀养血

续表

分类	方名	主治	病　　证	功用
活血祛瘀	生化汤	血虚寒凝，瘀血阻滞证	产后血虚，正气不足，寒凝血瘀，留阻胞宫，恶露不行，小腹冷痛	养血祛瘀 温经止痛
	桂枝茯苓丸	瘀阻胞宫证	血瘀癥块，阻碍经脉，胎元失养，腹痛拒按，或漏下不止，血色紫黑，晦暗，或妊娠胎动不安等	活血化瘀 缓消癥块
	内消瘰疬丸	气郁化火，痰凝瘀滞之证	瘰疬、痰核、瘿瘤，或肿或痛，皮色不变	软坚散结 化痰消瘰
	失笑散	瘀血停滞证	瘀血内停，脉络阻滞，血行不畅。心胸刺痛，脘腹疼痛，或产后恶露不行，或月经不调少腹急痛等	活血祛瘀 散结止痛
	丹参饮	血瘀气滞，心胃诸痛	气血瘀滞，互结于心，心胃诸痛	活血祛瘀 行气止痛

续表

分类	方名	主治	病证	功用
活血祛瘀	鳖甲煎丸	疟母癥瘕	疟久寒热瘀湿与气血搏结,留于胁下。疟疾日久不愈,胁下癖块,以及癥瘕积聚,腹中疼痛,肌肉消瘦,饮食减少,时有寒热或女子月经闭止等	行气活血祛湿化瘀软坚消癥
止血	十灰散	血热妄行之上部出血证	肝胃火盛,损伤血络,气火上行。吐血、咯血、嗽血、衄血	凉血止血
	四生丸	血热妄行证	火热旺盛,迫血妄行,吐血、衄血、血色鲜红,口干咽燥,舌红或绛,脉弦数	凉血止血
	柏叶汤	中焦虚寒之吐血	吐血不止,血色暗淡清稀,面色皖白或萎黄,舌淡苔白,脉虚弱无力	温中止血
	咳血方	肝火犯肺之咳血	肝火灼肺,伤及肺络,咳嗽痰稠带血,咯吐不爽,心烦易怒,胸胁作痛,咽干口苦,颊赤便秘,舌红苔黄,脉弦数	清肝宁肺凉血止血

续表

分类	方名	主治	病　　证	功用
止血	小蓟饮子	热结下焦之血淋，尿血	下焦瘀热，损伤膀胱血络。尿中带血，小便频数，赤涩热痛，舌红，脉数等	凉血止血 利水通淋
	槐花散	肠风脏毒下血	风邪热毒或湿毒壅遏肠胃血分，损伤血络，血渗肠道。便前出血或便后出血、或粪中带血，以及痔疮出血血色鲜红或晦暗	清肠止血 疏风行气
	黄土汤	脾阳不足之脾不统血证	脾阳不足，中焦虚寒，阴血亦虚，大便下血，先便后血，以及妇人崩漏，血色暗淡，四肢不温，面色萎黄，舌淡苔白，脉沉细无力者	温阳健脾 养血止血

治 风 剂

分类	方名	主治	病证	功用
疏散外风	川芎茶调散	风邪头痛	外感风邪，上犯头部，阻遏清阳。偏正头痛或巅顶头痛，恶风发热，目眩鼻塞，舌淡苔白，脉浮者	疏风止痛
	鸡鸣散	湿脚气	足胫肿重无力，麻木冷痛，恶寒发热，挛急上冲，胸闷泛恶，风湿留注，脚足疼不可忍，筋脉浮肿	行气降浊宣化寒湿
	大秦艽汤	风邪初中经络证	风邪初中，不拘经络，化热伤阴，血虚失养，口眼歪斜，舌强不能言语，手足不能运动，风邪散见，不拘一经者，或恶寒发热	疏风清热养血活血
	小活络丹	风寒湿之痹证	风寒湿邪留滞经络，气血不畅，津凝为痰，血行痹阻。肢体筋脉疼痛，麻木，拘挛，关节屈伸不利，疼痛游走不定。亦治中风手足不仁，日久不愈，经络中湿痰瘀血，而见腰腿沉重或腿臂间作痛	祛风除湿化痰通络活血止痛

续表

分类	方名	主治	病　　证	功用
疏散外风	牵正散	风中经络，口眼歪斜	风痰阻于头面经络。口眼歪斜，面肌抽动	祛风化痰通络止痉
	玉真散	破伤风	创伤之后，感受风毒之邪，入侵肌腠经脉，牙关紧急，口唇撮紧，身体强直，角弓反张甚则咬牙缩舌	祛风化痰定搐止痉
	消风散	风疹湿疹	风热或风湿之邪侵袭人体，浸淫血脉，郁于腠理肌肤。皮肤疹出色红，或遍身云片斑点，瘙痒，抓破后渗出津水，苔白黄，脉浮数	疏风除湿清热养血
平熄内风	羚角钩藤汤	热盛动风证	肝经热盛，热极动风，热灼阴伤，筋脉失养，高热不退，烦闷躁扰，手足抽搐，发为痉厥，甚则神昏，舌绛而干或舌焦起刺，脉弦而数	凉肝熄风增液舒筋

续表

分类	方名	主治	病证	功用
平熄内风	镇肝熄风汤	类中风	阴虚阳亢，肝风内动，气血并走于上。头目眩晕，目胀耳鸣，脑部热痛，心中烦热，面色如醉，或时常噫气，或肢体渐觉不利，口角渐形歪斜，甚或眩晕倒仆，昏不知人，移时始醒，或醒后不能复元，脉弦长有力者	镇肝熄风 滋阴潜阳
	天麻钩藤饮	肝阳偏亢，肝风上扰证	肝肾不足，肝阳偏亢、火热上扰头痛、眩晕失眠、舌红苔黄，脉弦	平肝熄风 清热活血 补益肝肾
	大定风珠	阴虚动风证	温病末期，热邪迁延日久灼伤阴液，又误用汗、吐、下之法，重伤真阴，以致真阴大亏，虚风内动。神倦抽搐，脉气虚弱舌绛苔少，有时时欲脱之势者	滋阴熄风
	阿胶鸡子黄汤	热伤阴血，虚风内动证	筋脉拘急，手足瘛疭，头目眩晕，舌绛苔少，脉细数	滋阴养血 柔肝熄风

治燥剂

分类	方名	主治	病证	功用
轻宣外燥	杏苏散	外感凉燥证	凉燥外袭，肺失宣降，头微痛，恶寒无汗，咳嗽痰稀，鼻塞咽干，苔白，脉弦	清宣凉燥 理肺化痰
	桑杏汤	外感温燥证	温燥外袭，肺津受灼，头痛，身热不甚，口渴咽干鼻燥，干咳无痰，或痰少而粘，舌红，苔白而干，脉浮数而右脉大者	清宣温燥 润肺止咳
	清燥救肺汤	温燥伤肺气阴两伤证	温燥袭肺，气阴两伤，头痛身热，干咳无痰，气逆而喘，咽喉干燥，口渴鼻燥，胸满胁痛，舌干少苔，脉虚大而数	清燥润肺 益气养阴
滋阴润燥	麦门冬汤	肺痿	肺胃阴虚，肺失清肃，咳唾涎沫，短气喘促，咽喉干燥，舌干红少苔，脉虚数	清养肺胃 降逆下气

续表

分类	方名	主治	病证	功用
滋阴润燥	养阴清肺汤	白喉之阴虚燥热证	素体阴虚蕴热，复感疫毒之邪。喉间起白如腐，不易拭去，咽喉肿痛，初起或发热或不发热，鼻干唇燥，呼吸有声	养阴清肺解毒利咽
	玉液汤	消渴	元气不升，真阴不足，脾肾两虚，口常干渴，饮水不解，小便数多，困倦气短，脉虚细无力	益气滋阴固肾止渴
	琼玉膏	肺痨	肺肾阴虚，脾胃气虚，干咳少痰，咽燥咯血，肌肉消瘦，气短乏力，舌红少苔，脉细数	滋阴润肺益气补肾
	增液汤	阳明温病津亏便秘证	阳明温病，津亏便秘，口渴，舌干红，脉细数或沉而无力者	增液润燥

治 燥 剂

分类	方名	主治	病证	功用
化湿和胃	平胃散	湿滞脾胃证	湿浊困阻脾胃，气机不畅。脘腹胀满，不思饮食，呕吐恶心，嗳气吞酸，肢体沉重；怠惰嗜卧，常多自利，苔白腻而厚脉缓	燥湿运脾行气和胃
	藿香正气散	外感风寒湿滞脾胃证	外感风寒，内伤湿滞。恶心呕吐，肠鸣泄泻，恶寒发热头痛，脘腹疼痛，舌苔白腻，以及山岚瘴疟等	解表化湿理气和中
清热祛湿	茵陈蒿汤	湿热黄疸	湿邪与瘀热蕴结于里，一身面目俱黄，黄色鲜明，腹微满，口中渴，小便短赤，舌苔黄腻，脉沉数等	清热利湿退黄
	八正散	湿热淋证	湿热下注膀胱。尿频尿急，尿时涩痛，淋漓不畅，尿色浑赤，甚则癃闭不通，小腹急满，口燥咽干，舌苔黄腻，脉滑数	清热泻火利水通淋
	三仁汤	湿温初起及暑温夹湿证	湿温初起，邪在气分。头痛恶寒，身重疼痛，面色淡黄，胸闷不饥，午后身热，苔白不渴，脉弦细而濡	宣畅气机清热利湿

续表

分类	方名	主治	病　　证	功用
清热祛湿	牛角散	湿热蕴结之石淋血淋	小便下砂石，小腹结痛闷绝，小便下血，夹碎血丝、血片，淋漓涩滞，舌红苔黄或腻脉数	通淋排石 凉血止血
	甘　露 消毒散	湿温时疫，邪在气分，湿热并重证	湿温疫毒，邪留气分，湿热并重，发热倦怠，胸闷腹胀，肢酸咽肿，身目发黄，颐肿口渴，小便短赤，泄泻淋浊等，舌苔淡白或厚腻或干黄，并主水土不服	利湿化浊 清热解毒
	连朴饮	湿热霍乱	湿热蕴伏，清浊相干，胃失和降，脾失升清，上吐下泻，胸脘痞闷，心烦躁扰，小便短赤，苔黄腻，脉滑等	清热化湿 理气和中
	当　归 拈痛汤	湿热相搏，外受风邪证	湿热内蕴，外受风邪或风湿化热，遍身肢节烦痛，或肩背沉重；或脚气肿痛，脚膝生疮，苔白腻微黄，脉弦数等	利湿清热 疏风止痛
	二妙散	湿热下注证	湿热流注筋骨，气血运行不畅。筋骨疼痛或两足痿软，或足膝红肿疼痛，或湿热带下，下部湿疮等，小便短赤，舌苔黄腻者	清热燥湿

续表

分类	方名	主治	病证	功用
利水渗湿	五苓散	膀胱气化不利之蓄水证	表邪未解，传里入腑，水蓄膀胱。① 小便不利，头痛微热，烦渴欲饮，甚则水入即吐，舌苔白，脉浮。② 水肿，泻泄，小便不利以及霍乱等。③ 脐下动悸，吐涎沫而头眩或短气而咳者	利水渗湿 温阳化气
	猪苓汤	水热互结证	水热互结，热伤阴津，小便不利，发热，口渴欲饮，或心烦不寐或兼有咳嗽，呕恶，下利等，舌红苔白或微黄，脉细数者	利水 清热 养阴
	防己黄芪汤	表虚不固之风水或风湿	表虚不固，外受风邪，水湿郁于肌表经络。汗出恶风，身重，小便不利，舌淡苔白，脉浮	益气祛风 健脾利湿
	五皮散	皮水	脾虚湿盛，水溢肌肤，一身悉肿，肢体沉重，心腹胀满，上气喘急，小便不利，以及妊娠水肿等，苔白腻，脉沉缓等	利水消肿 益气健脾

续表

分类	方名	主治	病证	功用
温化寒湿	苓桂术甘汤	中阳不足之痰饮病	胸胁支满，咳吐清痰，短气而咳，心悸目眩，苔白滑，脉弦滑	温阳化饮健脾利湿
	肾着汤	肾着病	身重，腰下冷痛，腰重如带五千钱，饮食如故，小便自利，口不渴	温脾胜湿
	真武汤	阳虚水肿，过汗伤阳	小便不利，四肢沉重疼痛，或肢体浮肿，腹痛下利，苔白不渴，脉沉。太阳病发汗，汗出不解，其人仍发热，心下悸，头眩，身瞤动，振振欲地	温阳利水
	实脾散	脾肾阳虚，水气内停之阴水	阳虎水肿，腰以下肿甚，手足不温，胸腹胀满，大便溏薄，小便短少，口中不渴，舌淡苔腻，脉沉迟者	温阳健脾行气利水

续表

分类	方名	主治	病　　证	功用
祛湿化浊	萆薢分清饮	下焦虚寒之膏淋，白浊	下焦虚寒，湿浊不化，小便频数，白如米泔，凝如膏糊，舌淡苔白，脉沉	温肾利湿分清化浊
	完带汤	脾虚肝郁，湿浊带下	脾虚肝郁，湿浊下注，带脉失固，带下色白，清稀如涕，肢体倦怠，舌淡苔白，脉缓或濡弱	补脾疏肝化湿止带
	独活寄生汤	痹证日久，肝肾两虚，气血不足证	风寒湿邪痹着，日久不愈，损伤肝肾，肝肾两虚，气血不足。腰膝疼痛，肢节屈伸不利，或麻木不仁，畏寒喜温，心悸气短，舌淡苔白，脉细弱	祛风湿止痹痛益肝肾补气血
	羌活胜湿汤	风湿在表之痹证	头痛身重，肩臂痛，不可回顾，腰脊疼痛，难以转侧，苔白脉浮	祛风胜湿止痛

驱 虫 剂

方名	主 治	病 证	功 用
乌梅丸	脏 寒 蛔厥证	胃热肠寒，蛔动不安，腹痛时作，心烦呕吐时发时止，常自吐蛔，手足厥冷。亦治久痢，久泻	温脏安蛔
化虫丸	虫 积	肠虫诸扰动不安。发作时腹中疼痛，往来上下，其痛甚剧，呕吐清水，或吐蛔虫	驱杀肠中诸虫
布袋丸	小儿虫疳证	虫积日久，脾胃虚弱，体热面黄，肢细腹大，发焦目暗等	驱蛔消疳 补养脾胃

祛 痰 剂

分类	方名	主治	病证	功用
燥湿化痰	二陈汤	湿痰证	脾失健运，湿痰犯肺，痰多色白易咳，胸膈痞闷，恶心呕吐，肢体倦怠，或头眩心悸，舌苔白润，脉滑	燥湿化痰理气和中
	茯苓丸	痰伏中脘，流注经络证	痰停中脘，流注经络，两臂疼痛手不得上举，或左右时复转移，或两手疲软麻木，或四肢浮肿，苔白腻，脉沉细或弦滑等	燥湿行气软坚化痰
	温胆汤	胆郁痰扰证	胆胃不和，痰热内扰，胆怯易惊，虚烦不宁，失眠多梦，呕吐呃逆，癫痫等证	理气化痰和胃利胆

续表

分类	方名	主治	病　　证	功用
清热化痰	清气化痰丸	痰热咳嗽	火热犯肺，痰热互结，气机被阻，痰稠色黄，咯之不爽，甚则气急呕恶，舌质红，苔黄腻，脉滑数	清热化痰 理气止咳
	小陷胸汤	痰热互结证	表邪误下，邪热内陷，痰热结于心下。胸脘痞满，按之则痛，或咳痰黄稠，舌苔黄腻，脉滑数	清热化痰 宽胸散结
	滚痰丸	实热老痰证	实热老痰，久积不去，变幻多端，癫狂惊悸或怔忡昏迷，或咳喘痰稠，或胸脘痞闷或眩晕耳鸣，或绕项结核，或口眼蠕动，或不寐，或梦寐奇怪之状，或骨节卒痛，难以名状，或噎息烦闷，大便秘结，舌苔黄腻，脉滑数有力	泻火逐痰

续表

分类	方名	主治	病　　证	功用
润燥化痰	贝母瓜蒌散	燥痰咳嗽	燥热伤肺，灼津为痰，咳嗽呛急，咯痰不爽，涩而难出，咽喉干燥，苔白而干等	润肺清热理气化痰
	消瘰丸	痰火凝结瘰疬痰核	颈项结核，累累如珠，久不消散，不红不热，按之不痛，潮热盗汗，舌质红，脉弦滑或弦细	清润化痰软坚散结
温化寒痰	苓甘五味姜辛汤	寒饮咳嗽	阳虚阴盛，水饮内停犯肺。咳痰量多，清稀色白，胸膈不快，舌苔白滑，脉弦滑等	温肺化饮
	三子养亲汤	痰壅气逆之食滞证	咳嗽喘逆，痰多胸痞，食少难消，舌苔白腻，脉滑	温肺化痰降气消食
化痰熄风	半夏白术天麻汤	风痰上扰证	脾虚生痰，肝风内动，眩晕头痛，胸闷呕恶，舌苔白腻，脉弦滑等	化痰熄风健脾祛湿
	定痫丸	风痰蕴热之痫证	肝风挟痰，壅闭经络，阻塞清窍，眩仆倒地，不省高下，甚则抽搐目斜口歪，痰涎直流，叫喊作声。亦可用于癫狂	涤痰熄风开窍宁神
	神仙解语丹	风痰阻络，中风不语	中风，言语謇涩，咳唾痰浊，舌苔厚腻，脉弦滑	开窍化痰通络熄风

消 食 剂

分类	方名	主治	病证	功用
消食化滞	保和丸	食滞胃脘证	食积内停，胃失和降。脘腹痞满胀痛，嗳腐吞酸，恶食呕吐或大便泄泻，舌苔厚腻，脉滑等	消食和胃
	枳实导滞丸	湿热食积	湿热食积，内阻肠胃，脘腹胀痛，下痢泄泻或大便秘结，小便短赤，舌黄腻，脉沉有力	消食化积 清热祛湿
	木香槟榔丸	痢疾，食积	食积内停，气壅湿聚，生湿化热，赤白痢疾，里急后重或食积内停，脘腹胀满，大便秘结，舌苔黄腻，脉沉实	行气导滞 攻积泄热
健脾消食	健脾丸	脾虚食积证	脾虚食停，生湿化热，食少难消，脘腹痞闷，大便溏薄，苔腻微黄，脉虚弱	健脾和胃 消食止泻
	葛花解酲汤	酒积伤脾证	眩晕呕吐，胸膈痞闷，食少体倦，大便泄泻，小便不利，舌苔腻，脉滑	分清酒湿 理气健脾
	肥儿丸	小儿疳积证	小儿饮食不节，食滞脾胃，郁久化热，湿热生虫。消化不良，肚腹胀满，发热，口臭，大便溏薄及虫积腹痛	健脾消食 清热驱虫

涌 吐 剂

方名	主 治	病 证	功 用
瓜蒂散	痰涎宿食，壅滞胸脘证	痰涎壅滞胸中或宿食停积，上脘胸中痞硬，懊恼不安，欲吐不出，气上冲咽喉不得息，寸脉微浮者	涌吐痰涎宿食
救急稀涎散	中风闭证	中风闭证，痰涎壅盛，阻塞气道。喉中痰声漉漉，气闭不通，心神瞀闷，四肢不收或倒仆不省，或口角似歪，脉滑实有力者，亦治喉痹	开关涌吐
盐汤探吐方	宿 食	宿食秽浊之气中阻，气机升降窒塞，上下不通。饮食停留胃中，脘腹胀痛不舒。或干霍乱，欲吐不得吐，欲泻不得泻	涌吐宿食
参芦饮	虚弱之人，痰涎壅盛	虚人痰盛，胸膈满闷，温温欲吐，脉象虚弱者	涌吐涎涎

方名索引

一　画

二　画

三　画

四　画

五　画

六　画

七　画

八　画

九　画

十 画

十一画

十二画

十三画

十四画

十五画

十六画

十九画

二十一画

二十三画